病院の言葉を
分かりやすく

工夫の提案

国立国語研究所
「病院の言葉」委員会 [編著]

勁草書房

まえがき

　この本は，〈提案する〉という積極的な姿勢で刊行します。書名の通り，「病院の言葉」を分かりやすくする工夫を提案するものです。

　だれに向かって提案するのか？　医療の専門家の皆さんに向かってです。この本では，医師，薬剤師，看護師など様々な分野や立場の医療関係の専門家を「医療者」と呼びます。その医療者の皆さんに向けての提案です。

　何を提案するのか？　医療の専門家でない患者やその家族を相手に，病気や治療や薬の説明をするとき，用いる言葉を分かりやすくする工夫を提案します。

　提案をしようと考えたきっかけは，「病院の言葉」が分かりにくいという声が大きく聞こえてきたことにあります。この本でも紹介している国立国語研究所の全国調査で聞こえてきた声です。一般国民の八割を超す人たちが「医師が患者に説明するときの言葉には，分かりやすく言い換えたり，説明を加えたりしてほしい言葉がある」と答えました。

　「インフォームドコンセント」（納得診療，説明と同意）という考え方と言葉，そしてその実践は，医療の世界で既に相当に定着していると言われます。しかし，その一方で，説明を受ける側の多くは，今もなお，説明に用いられる言葉の分かりにくさを何とかしてほしいと願っているのです。言葉への工夫が求められています。

　この本で言う「病院の言葉」は，文字通りの病院だけでなく，広く医療の様々な現場で使われる言葉を指しています。病院だけでなく診療所や薬局を含めて，その診察室・病室・検査室・待合室などの医療の現場で使われる言葉，あるいは治療や薬の説明書や掲示物，医療・健康に関する出版物や報道記事などで使われる言葉など，広い範囲で使われる言葉をこの本では「病院の言葉」と呼びます。

　この「病院の言葉」は，大きく二種類に分かれます。一つは，医療者同士が，

まえがき

医療の専門家として互いに交わす専門的な言葉です。医学，薬学，看護学などの理論的・実践的な専門用語や術語が，厳密な定義や用法に基づく専門家同士の「病院の言葉」です。これらは，高度に専門化された医療の分野で重宝かつ不可欠な言葉として，存分に使いこなされるべきです。非専門家が分からないからといって，専門分野の必要性を越えてまで「分かりやすく」すべきものではありません。

もう一つの「病院の言葉」は，医療者が患者やその家族を相手にして使う言葉です。言い換えれば，専門家が非専門家に向けて使う言葉です。この本で「分かりやすく」する工夫を提案するのは，この第二の意味の「病院の言葉」についてです。

専門家としての医療者が「病院の言葉」を分かりやすくする工夫をするためには，非専門家である患者や家族がどんな分かりにくさを感じていて，どんな誤解や間違いをしがちであるのかが重要な情報となるはずです。私たちは，従来この種の情報が必ずしも十分ではなかったと考え，医療者と非医療者それぞれに意識調査を実施し，調査結果のデータをこの本に示しました。適切な工夫をするためのよりどころとして，まず活用していただきたい情報です。

また，「病院の言葉」の分かりにくさには類型があって，それに対応する言葉への工夫にもいくつかの種類があるはずです。膨大な数の「病院の言葉」を網羅的に扱うことはもとより不可能です。私たちは，限られた数の言葉を精選して，それぞれの分かりにくさを分類し，それぞれに対応した工夫の在り方も分類して提案することにしました。提案で具体的に取り上げた個々の単語についての工夫を，専門家の方々が自らの知見や経験を生かして，他の多くの単語にも類推して活用していただくことを期待します。

この本は，以上のような思いと期待を込めて刊行します。

医療という極めて専門性の高い分野の専門家に向けて〈提案する〉内容をまとめるまでには，多くの分野から大勢の方々の御協力や御支援をいただきました。国立国語研究所「病院の言葉」委員会の委員，医療関係の法人や学会，出版・報道・調査の会社や機関，さらには各種の意識調査やインタビューの回答者の皆さん，「中間報告」について意見公募に応じてくださった皆さんなどか

ら，それぞれの専門の知見や情報を生かしながら寄せていただいた御意見とお力添えに，心から御礼を申し上げます。

　医療者の伝えたい情報，患者や家族の知りたい情報を分かりやすく伝える「病院の言葉」の実現を期待し，この本が，いつも多くの方々の身近にあって，大いに活用されることを強く願っています。

　平成21年3月

国立国語研究所「病院の言葉」委員会委員長
独立行政法人国立国語研究所長　　杉戸清樹

目　次

目次

まえがき　i

この本のねらい　……………………………………………………………………　xi
分かりやすく伝えるには　…………………………………………………………　xv

分かりやすく伝える工夫の例

凡例　1
類型A　日常語で言い換える　7
　1．イレウス　8
　2．エビデンス　10
　3．寛解(かんかい)　12
　4．誤嚥(ごえん)　16
　5．重篤(じゅうとく)　18
　6．浸潤(しんじゅん)　20
　7．生検(せいけん)　24
　8．せん妄(もう)　28
　9．耐性(たいせい)　30
　10．予後(よご)　34
　11．ADL(エーディーエル)　36
　12．COPD(シーオーピーディー)　38
　13．MRSA(エムアールエスエー)　42

類型B　明確に説明する　49
　B-(1)　正しい意味を　49
　　14．インスリン　50
　　15．ウイルス　52
　　16．炎症(えんしょう)　56
　　17．介護老人保健施設(かいごろうじんほけんしせつ)　60
　　18．潰瘍(かいよう)　64

目次

19. グループホーム　66
20. 膠原病(こうげんびょう)　68
21. 腫瘍(しゅよう)　72
22. 腫瘍(しゅよう)マーカー　76
23. 腎不全(じんふぜん)　78
24. ステロイド　82
25. 対症療法(たいしょうりょうほう)　86
26. 頓服(とんぷく)　90
27. 敗血症(はいけつしょう)　92
28. メタボリックシンドローム　94

B-(2) もう一歩踏み込んで　99

29. 悪性腫瘍(あくせいしゅよう)　100
30. うっ血(けつ)　102
31. うつ病(びょう)　108
32. 黄(おう)だん　110
33. 化学療法(かがくりょうほう)　114
34. 肝硬変(かんこうへん)　118
35. 既往歴(きおうれき)　122
36. 抗体(こうたい)　124
37. ぜん息(そく)　128
38. 尊厳死(そんげんし)　130
39. 治験(ちけん)　132
40. 糖尿病(とうにょうびょう)　134
41. 動脈硬化(どうみゃくこうか)　138
42. 熱中症(ねっちゅうしょう)　142
43. 脳死(のうし)　144
44. 副作用(ふくさよう)　146
45. ポリープ　150

vii

B−(3) 混同を避けて　157

46. 合併症(がっぺいしょう)　158

47. ショック　162

48. 貧血(ひんけつ)　164

類型C　重要で新しい概念の普及を図る　169

〈信頼と安心の医療〉　169

49. インフォームドコンセント　170

50. セカンドオピニオン　174

51. ガイドライン　178

52. クリニカルパス　182

〈ふだんの生活を大事にする医療〉　185

53. QOL(キューオーエル)　186

54. 緩和(かんわ)ケア　188

55. プライマリーケア　194

〈新しい医療機械〉　199

56. MRI(エムアールアイ)　200

57. PET(ペット)　204

この本ができるまで　……………………………………………215

「病院の言葉」委員会設立趣意書　225

委員一覧　227

編集後記　229

索引　233

コラム一覧

コミュニケーション
- コミュニケーション①　患者はどう呼ばれたがっているか（吉岡泰夫）　46
- コミュニケーション②　診察時に方言を使う効果（吉岡泰夫）　97
- コミュニケーション③　説明したつもり，理解したつもり（齋藤宣彦）　120
- コミュニケーション④　医療と通訳（鳥飼玖美子）　148
- コミュニケーション⑤　手話通訳者の役割と，医療の手話（関根健一）　152
- コミュニケーション⑥　医師の説明〈悪い例・良い例〉（矢吹清人）＊　166
- コミュニケーション⑦　医療者の論理と患者家族の論理（稲葉一人）　172
- コミュニケーション⑧　不安を持つ患者に接する看護師の工夫（有森直子）　180
- コミュニケーション⑨　不安の克服と信頼関係の構築（三浦純一・吉岡泰夫）　206

言葉
- 言葉①　のどは大事な宝物（関根健一）　19
- 言葉②　説明に使う言葉も一工夫（関根健一）　58
- 言葉③　医療用語と漢字の難しさ（相澤正夫）　117
- 言葉④　医療用語とアルファベット略語（相澤正夫）　203

診察室から
- 診察室から①　医者と患者の「溝」（矢吹清人）＊　23
- 診察室から②　自分の声（矢吹清人）＊　55
- 診察室から③　先生に悪い（矢吹清人）＊　63
- 診察室から④　様子を見る（矢吹清人）＊　84
- 診察室から⑤　「なっとく説明カード」の効用（矢吹清人）＊　105
- 診察室から⑥　QOL（矢吹清人）＊　177

調査
- 調査①　患者にとって難解で重要な言葉の抽出　40
- 調査②　医師の困惑と工夫　74
- 調査③　患者が知らないのに医療者が使ってしまいやすい言葉　80
- 調査④　誤解のいろいろ　88

中間報告に寄せられた意見
- 中間報告に寄せられた意見①　医療者と患者の言葉のギャップに気づかされた　14
- 中間報告に寄せられた意見②　患者への説明に使いたい　32
- 中間報告に寄せられた意見③　教育や研修に使いたい　70
- 中間報告に寄せられた意見④　提案をこう使いたい，こんな工夫がしたい　112

目次

中間報告に寄せられた意見⑤　よりよい医療のために　126
中間報告に寄せられた意見⑥　医療の現状の問題点　136
中間報告に寄せられた意見⑦　患者も知る意欲を持ってほしい　143

〇記名のあるコラムは各委員が執筆しました。
〇記名のないコラムは委員会が共同で執筆しました。

挿絵一覧（吉山直樹）
1．イレウス　腸の動きと食べ物がつかえる状態　9
3．寛解　病気の経過を表す言葉　13
5．のどは大事な宝物（コラム）　人間ののど　19
6．浸潤　がんの浸潤と転移／浸潤影のいろいろ　22
16．炎症　炎症の仕組み　58
18．潰瘍　潰瘍と糜爛（胃の場合）　65
20．膠原病　結合組織　70
28．メタボリックシンドローム　へその高さで見たCTの画像　96
32．黄だん　ビリルビンという色素の増加　112
34．肝硬変　正常な肝臓と肝硬変の肝臓　119
36．抗体　免疫の仕組みと抗体　125
41．動脈硬化
　　　動脈硬化の起こり方／横断面から見た動脈硬化／動脈硬化の相関図　141
45．ポリープ　ポリープの形　151
54．緩和ケア　この研修医も説明がうまくなったなあ！　191

＊出典一覧

医師の説明〈悪い例・良い例〉：CS放送日テレG＋「読売ニュースナビ・もっとやさしく医療の言葉」，平成20年11月12日

医者と患者の「溝」：『朝日新聞』栃木版，平成19年12月27日，医を語る，矢吹清人13，医者と患者の「溝」

自分の声：『朝日新聞』栃木版，平成19年6月27日，医を語る，矢吹清人09，診察室の言葉

先生に悪い：『朝日新聞』栃木版，平成19年10月31日，医を語る，矢吹清人11，「先生に悪い」

様子を見る：『朝日新聞』栃木版，平成20年3月26日，医を語る，矢吹清人16，様子を見る

「なっとく説明カード」の効用：『美女という災難―08年版ベスト・エッセイ集』文藝春秋，矢吹清人，平成20年

QOL：『朝日新聞』栃木版，平成20年4月23日，医を語る，矢吹清人17，QOL

この本のねらい

1．患者の理解と判断を支える医療へ

　近年，日本社会でも個人の価値観が尊重されるようになり，一人一人が生活に必要な情報を自ら集め，きちんと理解し，しっかり判断することが必要になっています。この点，医療はごく身近な問題でありながら自分で判断して決めることが難しいものの代表です。この分野でも，患者中心の医療が望ましいとの観点から，病院などで診療をする際には，患者に対してその病状や治療法などについて，医療者[1]から十分な説明をし，患者がそれを理解し納得した上で自らにふさわしい医療を選択するのを支えることが求められるようになりました[2]。

2．「病院の言葉」の分かりにくさ

　ところが，病院や診療所に足を運んだ患者は，医療者の話す言葉や，診断書や示されたカルテなどに書かれた事柄が理解できないことに，しばしば悩まされます。そこには，病気になったりけがをしたりする前には見聞きすることのなかった，なじみのない分かりにくい言葉がたくさん出てくるからです。高度

---

1) 医師，歯科医師，薬剤師，保健師，助産師，看護師，診療放射線技師，臨床検査技師，理学療法士，作業療法士，視能訓練士，臨床工学技士，歯科衛生士，歯科技工士，言語聴覚士，管理栄養士，社会福祉士，介護福祉士，精神保健福祉士，義肢装具士，救命救急士など医療に従事する職業のほか，医療事務や医療教育に携わっている人やボランティアなど，医療にかかわる人々全体を指す用語として，本提案では「医療者」という言葉を使います。
2) 医療法改正により，患者への医療に関する情報提供が推進されるようになりました。例えば，医療法第一条の冒頭には「この法律は，医療を受ける者による医療に関する適切な選択を支援するため」のものであるとうたわれ，第一条の三には「医師，歯科医師，薬剤師，看護師その他の医療の担い手は，医療を提供するに当たり，適切な説明を行い，医療を受ける者の理解を得るよう努めなければならない」とあります。

に専門化の進んだ医療の現場では，専門家でない一般の人々が，そこで使われる言葉を正しく理解して的確な判断を下すことは容易でありません。

　国立国語研究所が平成16年に実施した調査[3]では，八割を超える国民が，医師が患者に対して行う説明の言葉の中に，分かりやすく言い換えたり，説明を加えたりしてほしい言葉があると回答しています。また，平成20年に実施した調査では[4]，「寛解（かんかい）」や「QOL」といった言葉を見聞きしたことがある国民は二割に満たず，「膠原病（こうげんびょう）」や「敗血症」などの言葉の意味を正しく理解している国民は四割に達していません。

　患者が自らの責任で医療を選択するには，こうした言葉が表す内容を理解することが強く望まれます。そして，その理解を促すのはほかならぬ医療者の責任です。医療者は患者がよく理解できるように，分かりにくい言葉を分かりやすくする工夫を行う義務があると言えるでしょう。

3．分かりにくさの原因

　患者にとって病院の言葉が分かりにくいことには，いくつかの原因がありそうです。言葉そのものになじみがないこと，言葉の表す意味や内容が専門的で難解なこと，病気やけがで受診する患者は不安定な心理状態にあることなど，原因にもいくつかの種類が考えられます。分かりにくさを軽減し，問題を解決していくためには，こうした分かりにくさの原因の解明が重要です。原因が明らかになれば，それぞれの原因に対してどのような対策が有効かを検討することができるはずです。

4．国立国語研究所の役割

　国立国語研究所は，国民の言語生活の実態をとらえる調査研究を行い，そこに問題が見つかれば，原因を突き止め，改善するための提案を行っています。

---

[3] 国立国語研究所「外来語に関する意識調査Ⅱ」。報告書は国立国語研究所のホームページに掲載しています。http://www.kokken.go.jp/katsudo/seika/genzai/ishiki/164-2.html

[4] 国立国語研究所「非医療者に対する理解度等の調査」。この本の「分かりやすく伝えるには」の表1（P.xviii），コラム「調査④」（P.88）を参照してください。

言葉の分かりにくさが原因で，情報の伝達に支障が生じているとすれば，それは国民の言語生活にとって見過ごせない問題です。平成14年から18年までは，役所などが一般の人々に対して分かりにくい外来語を不用意に使っている現状に対して，改善するための具体的な工夫を提案しました（『分かりやすく伝える外来語　言い換え手引き』平成18年，ぎょうせい刊）。

　病院の言葉の分かりにくさについても，それをなくしていくための方法を議論し，世の中に提案を行う場として，「病院の言葉」委員会を設けました。医療の専門家と言葉の専門家とが協力して，病院の言葉を少しでも分かりやすくするためです。

5．医療者による工夫から

　医療者が使う言葉を患者が理解できない現状では，患者が十分に納得した上で，自ら受ける医療について意思決定することは容易でありません。患者が的確な判断をするためには，何よりもまず専門家である医療者が，専門家ではない患者に対して，分かりやすく伝える工夫をすることが必要です。医療者が分かりやすく伝えようと努力することにより，患者の理解しようとする意欲も高まるはずです。医療の安心や安全は，医療者と患者との間で情報が共有され，互いの信頼が形成されることによって，初めて達成されるものと考えます。

6．問題は三つの類型に

　「病院の言葉」委員会では，まず，患者がどのような言葉を分かりにくいと感じ，どのような誤解をしているのか，病院や診療所で使われる言葉の問題がどこにあるのかを把握しました。それと同時に，膨大な医療用語の中から，「病院の言葉」を分かりやすくする提案で取り上げるのにふさわしい言葉を選ぶ作業を進めました。それらに基づいて，医療者が患者に説明する際に，誤解を与えず分かりやすく伝えるには，どのような言葉や表現を選べばよいのか，どのような伝え方をすればよいのか，具体的な工夫について検討を重ねました。その結果，問題を大きく三つの類型に分けて対応するのがよいという結論に達しました。

この本のねらい

7．分かりやすく説明するための指針として

　この提案では，病院の言葉の分かりにくさと，それをなくしていくための工夫を，類型ごとに代表的な言葉を取り上げて，具体的に解説しました。取り上げた言葉の数は必ずしも多いとは言えませんが，どれも三つの類型を代表する重要な言葉ばかりです。提案で取り上げられなかった言葉については，これらを参考にして一つ一つどの類型に当てはまるかを見極め，適切に対応していただくことを希望します。

　この提案が，医療者による分かりやすい説明の指針となり，ひいては患者やその家族の的確な理解を助ける手引きとなれば幸いです。

分かりやすく伝えるには

1．「病院の言葉」の問題―その類型―

　病院で医療者が使う言葉が患者に伝わらない問題は，いくつかの類型に分けることができると予測されます。その類型を適切に見極め，類型ごとに問題解決のための対応方法を検討していくのが，有効だと考えました。

　類型を見つけ出す作業は，次のような手順で行いました。まず，医師に対して患者に言葉が伝わらなかった経験を尋ねる調査[5]を行い，書き込まれたコメントを分析し，問題の類型として設定できそうな枠組みを検討しました。その枠組みのうち，改善のための対応方法を明確に示すことができるものを，類型として設定することを考えました。

　類型化の作業と並行して，別に選定した100語[6]について，医療者の用語意識の調査[7]と非医療者の理解度等の調査[8]を行いました。また，この100語について，どのような表現を工夫すれば患者に分かりやすく伝わるのか，詳しい分析を行いました。この調査結果と分析を通して類型を固め，一つ一つの言葉がどの類型に属するかを判断していきました。言葉の意味や指し示す事物を明確化し，それを効果的に伝える方法を，様々な角度から検討しました。類型によっては，意味や指示物の説明だけでなく，誤解や混同を避けるための方策，患者の病状や心理状態に配慮した言葉遣いなどが必要になる場合もありました。

5）詳しくは，コラム「調査②」（P.74）を参照してください。
6）100語の選定手順については，「この本ができるまで」の「2.言葉の収集と絞り込み」（P.216）に記しました。
7）詳しくは，コラム「調査③」（P.80）を参照してください。
8）詳しくは，コラム「調査④」（P.88）を参照してください。

2. 患者に言葉が伝わらない原因

　患者に言葉が伝わらなかった医師の経験を尋ねた調査で書き込まれたコメントを分析したところ，次のような三つの原因が見えてきました。医師が挙げた言葉とコメントを，一例ずつそのまま引用します。

① 患者に言葉が知られていない

事例1：病理

　「手術での摘出臓器を病理検査して詳しく調べる」ことの説明の際に病理の意味が分からなかったようだ。病理という言葉は一般に知られていない。顕微鏡で細胞の種類や性質を調べる検査について分かりやすく説明する。

② 患者の理解が不確か

事例2：炎症

　「炎症が起こっている」という言葉は確かに便利な言葉で，多くの患者はどこまで理解しているかは別として，何となく分かった気にさせる言葉である。しかし，炎症を素人に短時間で医学的に正しく理解させることは大変困難でもある。「細菌が体内に侵入し，悪さをするので，これを防止するために白血球が細菌と戦っており，このためにはれて，痛くて，熱が出るのです。この戦いで死んだ白血球と細菌が膿となって出てくるのです」と説明すると理解が得られることが多い。

③ 患者に理解を妨げる心理的負担がある

事例3：腫瘍

　卵巣に腫瘍があり，画像検査等より良性が考えられたが，腫瘍＝がん，との思い込みがあり，患者は非常に落ち込んでしまった。詳しい説明に入る前に，腫瘍には良性と悪性があることを理解させ，十分な時間を使って説明するようにしている。

これらの原因のうち①や②は，患者が言葉をどれだけ知っていて理解しているかが問題になるものです。①②の原因で伝わらない言葉がどのようなものであるかは，非医療者に対する理解度等の調査によって知ることができます。以下では，この調査の結果によって，伝わらない言葉が具体的にどんなものであるのかを見ていくことにします。

①　患者に言葉が知られていない

　①は，患者が言葉そのものを知らない場合です。非医療者に対して，その言葉を「見たり聞いたりしたこと」があるかどうかを尋ねた質問項目で，見聞きが「ある」と回答した人の比率（認知率）が低いものは，患者に知られていない言葉だと見ることができます。例えば，認知率が80％未満の言葉を挙げ，50％，60％，70％，75％のところで区切りを入れて示すと[9]，**表1**のようになります。

②　患者の理解が不確か

　次に②は，言葉はよく見聞きされているけれども，理解が不確かな場合です。まず，非医療者に対してその言葉の意味を示し，それを知っていたかどうかを尋ねた質問項目で，「知っていた」と回答した人の比率（理解率）[10]が低いものは，一般によく理解されていない言葉だと考えられます。②の，言葉はよく見聞きされていても意味の理解が不確かなものとは，具体的には認知率が高く，認知率と理解率の差が大きな言葉が，これに該当すると見ていいでしょう。認知率が60％以上ある言葉について，認知率と理解率の差が

---

9) 50％とか60％，70％，75％，80％といった数値で区切ることには絶対的な根拠はありません。この調査はインターネット調査であるため，日本の非医療者全体を代表した回答者の抽出になっていません。インターネットを使う人に限った調査ですので，認知率や理解率は，住民基本台帳などをもとに抽出した世論調査よりも，高い数値が得られていると考えられます。日本における全体的な認知率・理解率というのではなく，言葉同士を相対的に比較する目安として利用すべき数値です。

10) この「理解率」は，その言葉の見聞きについて回答した全員を母数として，意味を「知っていた」と回答した人の数の比率を算出しました。その言葉を見聞きしたことがない人も含めて，その言葉の意味を知っている人がどれだけいるかの比率が「理解率」です。

分かりやすく伝えるには

表1　認知率が低い言葉（80％未満）

言葉	認知率
ＤＩＣ	4.3%
振戦	6.8%
ＥＢＭ	8.7%
クリニカルパス	8.9%
ＣＯＰＤ	10.2%
集学的治療	10.4%
イレウス	12.5%
寛解	13.9%
ＱＯＬ	15.9%
日和見感染	21.5%
間質性肺炎	23.4%
レシピエント	23.4%
エビデンス	23.6%
せん妄	24.7%
ＨｂＡ１ｃ	27.2%
プライマリーケア	29.6%
ＡＤＬ	29.7%
ターミナルケア	32.7%
ＭＲＳＡ	33.3%
浸潤	41.4%
虚血性心疾患	42.3%
クオリティーオブライフ	42.5%
生検	43.1%
重篤	50.3%
誤嚥	50.7%
塞栓	51.2%
予後	52.6%
統合失調症	53.0%
ネフローゼ症候群	54.1%
緩和ケア	54.7%
耐性	59.5%
ＰＥＴ	61.0%
対症療法	63.5%
腫瘍マーカー	64.3%
狭窄	65.0%
コンプライアンス	65.3%
治験	68.6%
敗血症	70.1%
インフォームドコンセント	70.8%
グループホーム	71.8%
既往歴	73.2%
肺水腫	74.4%
川崎病	79.3%
抗生剤	79.3%

表2 認知率が60％以上の言葉の，認知率と理解率の差

言葉	認知率	理解率	認知率と理解率の差
ショック	94.4%	43.4%	51.0
ステロイド	93.8%	44.1%	49.7
川崎病	79.3%	31.1%	48.2
肺水腫	74.4%	27.9%	46.5
膠原病	82.1%	39.3%	42.8
コンプライアンス	65.3%	27.5%	37.8
頓服	82.6%	46.9%	35.7
ウイルス	99.7%	64.6%	35.1
ガイドライン	89.6%	57.0%	32.6
敗血症	70.1%	38.0%	32.1
髄膜炎	80.2%	49.3%	30.9
介護老人保健施設	89.3%	59.6%	29.7
慢性腎不全	86.6%	57.1%	29.5
ＰＥＴ	61.0%	33.1%	27.9
悪性リンパ腫	92.5%	64.6%	27.9
腎不全	96.7%	71.6%	25.1
グループホーム	71.8%	46.7%	25.1
潰瘍	97.4%	73.8%	23.6
腫瘍	99.1%	76.0%	23.1
貧血	99.7%	77.0%	22.7
炎症	98.4%	77.4%	21.0
腫瘍マーカー	64.3%	43.5%	20.8
心筋梗塞	99.2%	80.2%	19.0
肉腫	86.3%	67.5%	18.8
インフルエンザ	99.8%	81.5%	18.3
血糖	96.3%	78.3%	18.0
狭心症	94.2%	76.8%	17.4
メタボリックシンドローム	98.6%	82.4%	16.2
インスリン	95.2%	79.6%	15.6
対症療法	63.5%	48.2%	15.3
化学療法	91.5%	77.3%	14.2
ぜん息	98.3%	84.8%	13.5
糖尿病	99.5%	87.5%	12.0
ホスピス	86.7%	75.0%	11.7
狭窄	65.0%	53.5%	11.5
うっ血	86.4%	75.1%	11.3
自律神経失調症	96.7%	86.4%	10.3
悪性腫瘍	98.6%	88.6%	10.0
肝硬変	97.1%	87.3%	9.8
黄だん	96.0%	86.4%	9.6
かかりつけ医	98.3%	89.0%	9.3
セカンドオピニオン	80.8%	71.5%	9.3

表2つづき

言葉	認知率	理解率	認知率と理解率の差
カテーテル	91.3%	82.3%	9.0
がん	99.2%	90.6%	8.6
白血病	99.4%	90.9%	8.5
リスク	97.9%	89.6%	8.3
ノロウイルス	97.7%	89.4%	8.3
術後合併症	84.3%	76.7%	7.6
臨床試験	92.0%	85.4%	6.6
抗生剤	79.3%	72.8%	6.5
インフォームドコンセント	70.8%	64.7%	6.1
ポリープ	97.8%	91.9%	5.9
治験	68.6%	63.0%	5.6
MRI	92.7%	87.5%	5.2
免疫	99.1%	94.2%	4.9
抗体	92.6%	88.1%	4.5
動脈硬化	97.2%	92.8%	4.4
熱中症	99.6%	95.7%	3.9
血栓	94.6%	90.8%	3.8
尊厳死	90.9%	87.3%	3.6
うつ病	99.5%	96.4%	3.1
抗がん剤	99.4%	96.3%	3.1
副作用	99.5%	96.9%	2.6
壊死	92.6%	90.3%	2.3
脳死	98.3%	96.6%	1.7
既往歴	73.2%	71.8%	1.4
CT	84.8%	83.5%	1.3
院内感染	97.8%	97.3%	0.5

　大きいものから順に並べ，20ポイント，15ポイント，10ポイントのところで区切りを入れて示すと，**表2**のようになります。

　この表の上位のものは，言葉は知っていても，それが何を意味しているのかがよく分かっていない人が多いと見ることができます。

　それでは，この表の下位にある言葉であれば，非医療者の理解は十分だと言うことができるでしょうか。例えば，「**動脈硬化**」についての調査では，「動脈が硬くなり，狭くなる状態」という意味を知っているかどうかを尋ね，大部分の人はその意味を理解しているという結果が得られました。しかし，動脈硬化の場合，その文字通りの意味ばかりでなく，動脈が硬く狭くなるこ

とで血液の流れが悪くなり,狭心症や心筋梗塞,脳梗塞(こうそく)などの大きな病気を引き起こす危険があることまで,理解しておくことは極めて重要です。このように,非医療者も,言葉の意味を理解するだけではなく,その医学的な仕組みなどにまで,一歩踏み込んで理解することが望まれる場合もあると言えるでしょう。

このように②には,(1)どんな意味で何を指しているかがよく理解されていない言葉と,(2)一歩踏み込んで理解することが望まれる言葉とがあります。さらに②には,もう一つ,別の意味の言葉と取り違えるなど,(3)別の言葉や意味との混同や混乱が起こりがちな場合があります。非医療者に対してその言葉についてどのような誤解をしていたかを尋ねた質問項目で,そうした誤解をしていたと回答した人の比率(誤解率)が高いもののうち,言葉の意味の混同や混乱によるものを挙げると,表3のようになります。

表3 言葉の意味の混同や混乱が多いもの

言葉	誤解	誤解率
貧血	急に立ち上がったときに立ちくらみを起こしたり,長時間立っていたときにめまいがすること	67.6%
ショック	急な刺激を受けること	46.5%
川崎病	川崎市周辺で発生した公害病である	35.0%
合併症	偶然に起こる症状のこと	31.1%
ショック	びっくりすること	28.8%
コンプライアンス	医師が法令を守って治療すること	27.4%
対症療法	「タイショリョウホウ」と聞いて,「対処療法」だと思った	26.8%
化学療法	「カガクリョウホウ」と聞いて,「科学療法=科学的な治療法」だと思った	18.9%

これらは,日常語で使っている別の意味で受け取ったり,字面や語形から別の意味を思い浮かべたりするものです。いずれも,理解が不確かなために起きる混同だと考えられます。

③ 患者に理解を妨げる心理的負担がある

一方③は,その言葉で説明される内容を患者が受け止める際に,心理的な負担を感じ,理解を妨げてしまうものです。医師に患者とのコミュニケーシ

ョンがうまくいかなかった経験を尋ねた調査では，患者の心理的な負担は，「悪性」「がん」といった，命にもかかわるような重大な病気を告げられたときや，「抗がん剤」「ステロイド」など痛みや危険を伴う治療法を示されたときなど，特定の言葉を使う場合に，重くなる傾向は確かに見られるようです。しかし，心身に不調を持つ患者はだれしも，常に不安を感じながら医療者の説明を聞いているものです。患者に心理的な負担が生じるのは，上記のような特定の言葉に限った問題ではないと考えられます。

3. 問題の解決のための対応

患者に言葉が伝わらない三つの原因それぞれで，問題を軽減し解決するのに効果的な工夫の方法は，異なります。

① 患者に知られていない言葉への対応

日常語で言い換える

まず，①の患者に言葉が知られていない場合は，「病理」「COPD」「イレウス」などのような専門的な言葉は使わずに，日常的な言葉で言い換えたり説明したりすることが効果的です。患者に対して，専門用語をむやみに使わない配慮をすることはとても大切なことです。

重要で新しい概念を普及させる

しかし，専門用語の中には，それを社会に広めることによって，医療者だけでなく患者にとっても恩恵がもたらされる言葉があります。それは，新しい概念や事物を表す言葉として最近登場し，これからの社会にとって重要になっていくと考えられるものです。このような言葉は，新しい言葉と概念とが一緒に広まるような，特別な工夫を行うことが求められるでしょう。例えば，信頼と安心の医療を広めるためには，その基本にある考え方を表す「インフォームドコンセント」という概念を，社会で共有できるように広めていくことが望まれます。しかし，いくら重要な概念であることを医療者が力説しても，その言葉や説明が分かりにくければ，一般の人に理解され，普及していくことは望めません。この類の言葉は，日常語を使った言い換えをした

り，明確な説明を言い添えたりしながら，積極的に使っていくべきものです。ただし，語形が親しみにくく覚えにくいなど定着することに無理がありそうなものは，語形を変えることも工夫するべきでしょう。

② 患者の理解が不確かな言葉への対応
明確に説明する

それでは，②の患者の理解が不確かな場合はどうでしょう。「炎症」「動脈硬化」「貧血」といった言葉は，それほどよそよそしい専門用語ではありません。患者の多くはよく知っている言葉です。こうした言葉は，使用を避ける必要はないでしょう。むしろ言葉の意味を理解してもらい，場合によっては一歩踏み込んだ知識を持ってもらい，別の意味と混同しないような，明確な説明を加えることが必要になります。

重要で新しい概念を普及させる

なお，理解が不確かな言葉のうち，社会への普及と定着がより一層望まれる重要概念の場合は，普及のための工夫が必要になるものがあることは，①の場合と同じです。

③ 患者に理解を妨げる心理的負担がある場合の対応

最後に，③の患者に理解を妨げる心理的負担がある場合は，どう対応すればよいでしょう。事例3では，「腫瘍」という言葉に誤解があったことが，患者とのコミュニケーションがうまくいかなくなるきっかけになっています。この誤解は，上の②の，患者の理解が不確かなことに起因するものですから，明確な説明を行うことによって解消することはできるでしょう。しかし，この患者の落胆は，別の言葉でがんと告知されたときにも起きるものと考えられます。③は，個々の言葉の表現の工夫によって解決することは容易ではありません。この場合の言葉遣いの工夫は，個々の言葉ごとに考えるのではなく，別の視点や方法による検討が不可欠でしょう。病院での言葉遣いをめぐる大事な問題ですが，この提案で扱う，個々の言葉の問題とは別に取り組むべき課題であると考えます。

4．「病院の言葉」を分かりやすくするための工夫の類型

2．で述べた患者に言葉が伝わらない原因と，3．で述べたその問題を解決するための対応をまとめると，次のようになります。

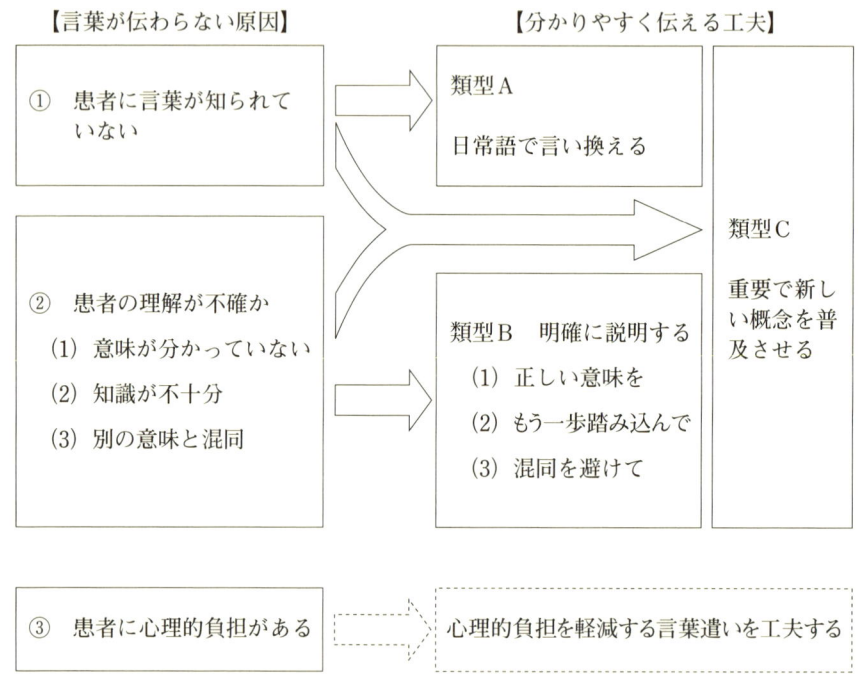

図 「病院の言葉」を分かりやすくする工夫の類型

　以下，この提案では「分かりやすく伝える工夫」の類型ごとに，代表的な言葉を取り上げて，言葉遣いの具体的な工夫について記していきます。取り上げる言葉の選定は，各種調査結果のデータ分析[11]と，委員会での議論を通して行いました。類型A，類型Bは，言葉を五十音順（アルファベット略語は最後）に配列し，類型Cはテーマ別に並べました。関連して説明すると効果的な言葉を一緒に扱いました。心理的負担を軽減する言葉遣いについては，本提

---

[11] ここの調査データとは，医師に対する問題語記述調査，医療者に対する用語意識調査，非医療者に対する理解度等の調査，の三つを指します。詳しくは，それぞれ，コラム「調査②」(P.74)，「調査③」(P.80)，「調査④」(P.88) を参照してください。

案の守備範囲を超える課題ですが，この側面への対応が特に必要になる言葉には，(不安を和らげる)という項目を立てて，個別の対応方法を示すことにしました。

なお，同じ言葉でも，相手や場面によって，適切な言い換えや説明の方法は異なってきます。場合によっては，別の類型で対応する方が効果的な場合もあります。例えば，診療の段階が進み，治療に積極的に取り組み病気や治療についての情報を自ら進んで集めている患者には，本提案で類型Aに入れた言葉を，類型Bの扱いをして，積極的に専門用語を用い，明確に説明を与えることが効果的になる場合があるでしょう。反対に，本提案で類型Bに入れた言葉を類型Aの扱いにして，その言葉を使わないで説明した方がよい場合もあると考えられます。患者の理解力や病状，心理状態などを見極め，そのときそのときに最もふさわしい工夫を行うことが大切です。

5．この本の使い方

各類型で取り上げる個々の言葉をどのように工夫して分かりやすくするかについては，類型を通じた共通の枠組みで検討し，定まった形式として工夫例を提示することにしました。言い換えや説明の具体例を，短く簡潔なものから詳細なものまで三種類用意し，医療者が個々の診療にかけられる時間や，一回一回の診療場面でその言葉がどれだけ重要であるかによって，説明例を選択できるように配慮しました。

誤解や不安などコミュニケーションの妨げになる問題も，個々の言葉の使われ方に即して具体的に記すようにしました。そのほか，注意しておくとよいことを簡潔にまとめました。こうして共通の形式にまとめることで，取り上げた言葉の工夫例を相互に比較しながら，患者に伝わりにくい言葉の問題について，全体的な見通しを持ってもらうことができるように配慮しました。

この本で詳しい工夫の方法を示した言葉は57語だけですが，それ以外にも，患者に伝わりやすい言葉遣いの工夫が必要な言葉はたくさんあります。この提案が示す類型や，代表例を参考にして，医療者一人一人が，分かりやすく伝えるための工夫を行ってほしいと考えます。

分かりやすく伝える工夫の例
凡　例

凡例

> **番号** **見出し語**（外来語の場合，もとの言語でのつづり）
>
> ［複合］子見出し　［関連］子見出し

　　　　この本で詳しく取り上げる言葉と通し番号を掲げました。外来語（カタカナ語・アルファベット略語）には原語のつづりを示しました。各見出し語の後に，［複合］と示す言葉は，見出し語を含んだ複合語です。また［関連］と示す言葉は，類義語や対義語あるいは一緒に使われることが多い，関連語です。複合語や関連語は，見出し語についての記述の中で合わせて説明したり，その言葉の解説の最後に 複合語 関連語 の子見出しを立てて説明を加えたりしました。

まずこれだけは

　　　　端的な言い換え表現やごく簡潔な説明例を挙げました。だいたいの意味を伝えたいときや，説明にかけられる時間が短いときなどに使うとよい表現です。

少し詳しく

　　　　丁寧にきちんと伝えたいときに用いるとよい表現です。患者に話す場面を想定し，話し言葉で示しています。

時間をかけてじっくりと

　　　　より深く正確な知識を持ってもらいたいときに役立つと思われる説明の例を挙げました。やはり話し言葉で示しています。 まずこれだけは でだいたいの理解をしてもらってから， 少し詳しく さらに 時間をかけてじっくりと へと，段階的に詳しく踏み込んでいくことで患者の理解を確かなものにしていくのも効果的です。

凡例

こんな誤解がある

　　調査結果をもとに患者が誤解や混同をしやすい点を指摘し，それを避けるために注意すべき点を記しました。

言葉遣いのポイント

　　その言葉の持つ問題の中心がどこにあるかを指摘し，その問題を軽減するのに効果的な言葉遣いの工夫を示しました。使うと分かりやすい「たとえ」表現などの例も挙げてあります。

混同を避ける言葉遣いのポイント

　　別の意味や別の言葉と，混同や混乱が起こりやすい場合，それを避けるのに効果的な言葉遣いの工夫を記しました。類型B(3)の言葉にこの項目を立てました。

概念の普及のための言葉遣い

　　新しく登場した重要な概念や医療機械についてよく知ってもらうために効果的な言葉遣いの工夫を記しました。類型Cの言葉にこの項目を立てました。

患者はここが知りたい

　　病気や治療法について，患者の立場から気になること，詳しく説明してほしいと思っていることを挙げました。

不安を和らげる

　　診察室では患者は，病気は治るか，治療は痛くないかなど，気掛かりなことがたくさんあります。そのような患者の不安を軽減するための工夫を記しました。

ここに注意！

言い換えや説明を行う際に，特に注意しておくべきことを指摘しました。

患者・家族と医師の問答例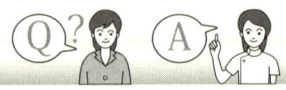

類型Cで取り上げた，重要で新しい概念を患者やその家族に分かりやすく説明する場合など，問答方式が有効と考えられる場合に，説明の一例を記載しました。

複合語

その言葉を含む重要な複合語を示し，分かりやすい言い換えや説明の方法と注意点とを記しました。

 　丁寧にきちんと伝えたい場合の説明例を話し言葉で示しました。

 　言葉遣いのポイントや注意すべき点を記しました。

関連語

類義語・対義語や一緒に使われることの多い重要語などを掲げ，分かりやすい言い換えや説明の方法と注意点とを記しました。

 　丁寧にきちんと伝えたい場合の説明例を話し言葉で示しました。

 　言葉遣いのポイントや注意すべき点を記しました。

凡例の補足

■解説の中に示した挿絵は，医学的な正確さよりも説明に使うときの分かりやすさを優先しています。

■一つ一つの言葉の解説の中で調査結果を引用する場合がありますが，それは，次のものによっています。
・医療者に対する用語意識調査
・非医療者に対する理解度等の調査

それぞれの調査の概要は，この本のコラム「調査③」（p.80），「調査④」（p.88）を参照してください。また，詳細はホームページに掲載しています。

「病院の言葉」を分かりやすくする提案ホームページ
http://www.kokken.go.jp/byoin/

■ところどころに病院の言葉をめぐるコラムを30編入れました。「コミュニケーション」「言葉」「診察室から」は，各委員が執筆しました。「調査」「中間報告に寄せられた意見」は，委員会でまとめました。

分かりやすく伝える工夫の例
類型A
日常語で言い換える

> 類型Aに分類した言葉は，認知率が低く一般に知られていないものです。見聞きしても何のことだか分からない患者が多いので，できるだけ使わないようにしたい言葉です。
> 日常語を使って分かりやすく言い換えることが望まれます。

類型A　日常語で言い換える

1　イレウス　ileus

[関連]　腸閉塞（ちょうへいそく）（類型B）　腸捻転（ちょうねんてん）（類型B）

まずこれだけは

腸閉塞（へいそく）
腸の通過障害

少し詳しく

腸の一部が詰まって、食べたものやガスが通らなくなっている状態です。

時間をかけてじっくりと

腸の管の中が塞（ふさ）がったり狭くなったりすると、食べたものやガスがつっかえて通らなくなります。また、腸の運動がにぶっても、やはりスムーズに動かなくなります。おなかが痛くなってふくらみ、食べ物を吐き、便やガスが出なくなることもあります。こういう状態を「腸閉塞（へいそく）」と言います。

言葉遣いのポイント

(1) 「イレウス」は極めて専門性の高い言葉であり、ほとんどの人にとってなじみがない（認知率12.5％）。「イレウス」という言葉は、患者に対しては使わないで説明する方がよい。以前から使われており、なじみのある人の多い言葉である「腸閉塞（へいそく）」を使って説明するのがよい。

(2) 「腸閉塞」という言葉で説明する場合、この言葉の大体の意味は理解されているが、症状についての知識は不確かな患者が多いと考えられる。(少し詳しく)(時間をかけてじっくりと)に示した表現などを使って、分かりやすく説明したい。

ここに注意！

(1) 外来語（カタカナ語）は，全般に医療者にとって使いやすい面がある。「イレウス」という言葉も，調査の結果から多くの医療者が，患者に対して使っていることが確かめられた（医師52.2%，看護師・薬剤師34.7%）。しかし，言葉遣いのポイントの(1)に記したように，「イレウス」は認知率が極めて低い。一般になじみのある言葉で言い換えられる場合は，外来語は使わないようにしたい。

(2) 腸が詰まった部分や様子が分かる場合は，図や絵によって具体的に示すと分かりやすい。

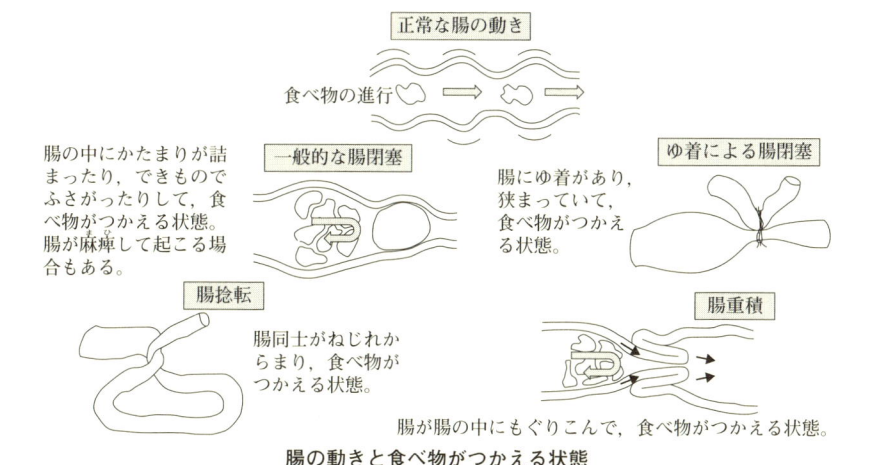

正常な腸の動き
食べ物の進行

一般的な腸閉塞
腸の中にかたまりが詰まったり，できものでふさがったりして，食べ物がつかえる状態。腸が麻痺して起こる場合もある。

ゆ着による腸閉塞
腸にゆ着があり，狭まっていて，食べ物がつかえる状態。

腸捻転
腸同士がねじれからまり，食べ物がつかえる状態。

腸重積
腸が腸の中にもぐりこんで，食べ物がつかえる状態。

腸の動きと食べ物がつかえる状態

関連語

腸捻転（ねんてん）（類型B）

🙂 腸がねじれて腸の血のめぐりが悪くなる病気です。放っておくと腸がくさってしまう怖い病気です。緊急手術が必要です。

❗ 「腸閉塞」と同じくある程度なじみのある人の多い言葉である。「腸閉塞」「腸捻転」（場合によっては「腸重積（じゅうせき）」も）の関係を，図示などで説明すると患者の理解は深まる。

2 エビデンス evidence

［関連］ EBM（イービーエム）（類型A）

まずこれだけは

証拠
この治療法がよいと言える証拠

少し詳しく

この治療法がよいと言える証拠です。薬や治療方法，検査方法など，医療の内容全般について，それがよいと判断できる証拠のことです。

時間をかけてじっくりと

この治療法がよいと言える証拠です。医療の分野では，たくさんの患者に実際に使って試す調査研究をして，薬や治療方法がどれぐらい効き目があるかを確かめています。その調査研究によって，薬や治療方法，検査方法などがよいと判断できる証拠のことです。

言葉遣いのポイント

(1) 「エビデンス」の認知率は23.6％，理解率は8.5％であり，一般にはほとんど理解されない言葉であるので，患者に対しては使わないで説明する方がよい。

(2) 「エビデンスがある薬」と言いたい場合は「よく効くことが研究によって確かめられている薬」，「エビデンスに基づく治療」は「研究の結果，これがよいと証明されている治療」など，文脈に応じて日常的な表現で言い換えるのがよい。

ここに注意！

「エビデンス」という言葉は使わない方がよいが，医学の進歩により，薬や治療法の選び方が以前とは変わってきていることは，患者には理解してもらった方がよい。例えば，次のような説明をして，最近の医療の考え方を分かってもらう努力をすることは，大事なことである。専門用語を使わなくても，大事な考え方を伝えることはできるはずである。

「最近では，治療法が高度になり，薬の種類も増えました。そこで，どういった場合にどのような治療法や薬が最も効果があるのか，実際にたくさんの患者さんを対象に調査研究を行っています。医師は個人的な経験や勘に頼らず，そうした幅広い調査研究に基づいて，診療をしているのです」

関連語

EBM（類型A）　Evidence Based Medicine

病気にかかった人に実際に使って効果が確かめられている医療です。

「EBM」という言葉は「エビデンス」以上に知られていないので（認知率8.7％，理解率2.7％），患者に対しては使わないようにしたい。しかしその考え方は重要なので，必要に応じて，上記の ここに注意 に記したような表現で分かりやすく説明したい。

類型Ａ　日常語で言い換える

3　寛解(かんかい)

［関連］治癒(ちゆ)（類型Ｂ）　増悪(ぞうあく)（類型Ａ）

まずこれだけは

症状が落ち着いて安定した状態

少し詳しく

症状が一時的に軽くなったり，消えたりした状態です。このまま治る可能性もあります。場合によっては再発するかもしれません。

時間をかけてじっくりと

病気の症状が一時的に軽くなったり，消えたりした状態です。このまま再発しないで，完全に治る可能性もあります。しかし，場合によっては再発する可能性もまだあるかもしれません。再発しないようによく様子を見ていただく必要があります。ですから，定期的に検査を受けたり，薬を飲んだりしてください。

こんな誤解がある

病気が完全に治った状態だと誤解されやすい。一時的に症状が軽くなったり消えたりしているのであって，治ったわけではないことを，伝える必要がある。

言葉遣いのポイント

(1) 一般の人はふだん見聞きしない言葉であり（認知率13.9％），耳で聞いても漢字が思い浮かばず，漢字を見ても意味が推定できない難しい言葉である。患者に対して不用意に「寛解(かんかい)」という言葉を使わないようにしたい。

(2) ネフローゼ症候群（腎臓の働きが悪くなり血液中のタンパク質が尿として出てしまう病気）やがんなど長期間の治療に取り組んでいる患者で，病状や治療について理解が深まっている場合は，「寛解」という言葉を使ってより正確な説明を行うことが望まれる。その場合は，時間をかけて次のような工夫を行い，意味や概念をきちんと伝えることが大事である。まず，漢字を書いて，病気が一時的に寛くなり解けたような状態になることを意味していることを伝えたい。また，完全に治ることを表す，「治癒」という言葉と対比して説明したい。

(3) 寛解の状態は，このまま治る可能性もあるし，再発する可能性もある。医療者の説明で，どちらの側面がニュアンスとして強く現れるかによって患者の印象は大きく違ってくる。安心感を与えたいときは治る可能性の方に重点を置いた説明をし，油断をさせたくない場合は再発する可能性の方を強調するなど，患者の状況に応じて，説明の仕方を工夫することも大切である。

ここに注意！

(1) ネフローゼの場合，ぜん息の場合，がんの場合，白血病の場合など，病気に応じて説明の仕方を変える必要がある。

(2) 時間をかけてじっくり説明する場合は，次のような図示により，「治癒」「増悪」（→ 関連語 ）などの関連語も合わせて説明すると分かりやすい。

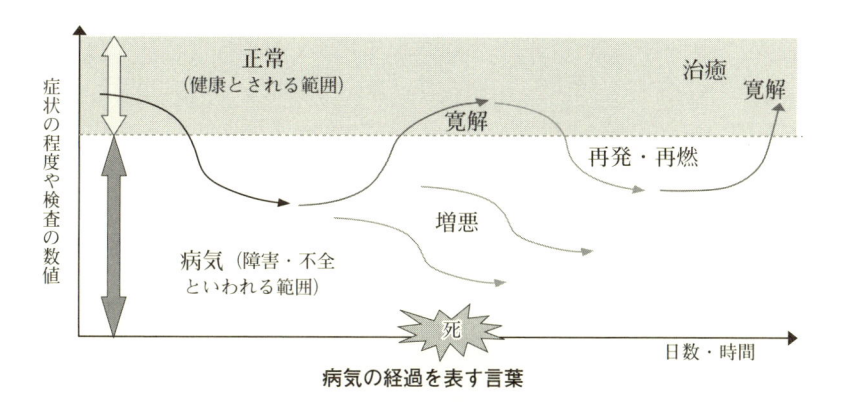

病気の経過を表す言葉

類型A　日常語で言い換える

関連語

増悪(ぞうあく)（類型A）

病状がますます悪くなることです。一時的に良くなった状態からまた悪くなることを「再発」「再燃」と言いますが、「増悪」はもともと悪かった状態がもっと悪くなることです。

「増悪」という字面を見ると、「憎悪」からの類推で「ぞうお」と読んでしまう間違いも起こりがちである。「増す増す悪くなる」と解けば分かりやすいが必要以上にショックを与えてしまうおそれもあり得る。「寛解(かんかい)」と同様、特別に患者に覚えてもらう必要がある場合以外は、日常語で言い換えたい言葉である。

■中間報告に寄せられた意見①
医療者と患者の言葉のギャップに気づかされた

（この提案に）取り上げられて初めて「分かりにくい言葉」と気づきました。もっとたくさんあるかもしれないので、患者さん、御家族に率直な意見を聞く努力をしたいと思います。（医師・60代）

（この提案には）ふだん使われている言葉が多く掲載されています。つまり「患者サイド」からするとふだんの説明は十分理解できていないことに驚かされました。（薬剤師・50代）

医療者は日常使用している語句の中に専門用語が含まれていることを意識しないまま、患者との対話の中でそれらを使用していることがままあります。そのことは指摘されない限り、本人は気づかないケースがほとんどだと思われます。（薬剤師・60代）

常々、医療現場で使われる言葉の一般の理解は低いだろうと気になっていました。自分が説明するときは、専門用語は避けてできるだけ分かりやすい表現をするように心掛けていました。しかし、家族や友人と話して、専門職である自分は分かっていても一般の人が分からない言葉というのは意外に多いのだと思ったことがありました。どの程度まで分からないのかを、中間報告で知ることができました。また認

知度と理解度の差が大きい言葉があるというのも，気づきにくいことだと思いました。
(看護師・30代)

　医療現場でこの冊子を目にしたときは，目からうろこが落ちる思いでした。私たち医療者は患者・家族に対して昨今説明責任等を問われることが多くなってきた現場にいながら，自分本位の言葉を使用し説明をしていることが改めて分かりました。また，医療用語を普通の言葉に直した説明を意識的に行っていても，意外と非医療者に分かるような言葉になっていないことも分かりました。(看護師・40代)

　医療の現場にいる者にとって「普通の言葉」が，一般の方がどのぐらい理解しているかが具体的に示してあり，とても参考になりました。例えば，「予後」や「化学療法」については，自分自身は，もう少し理解されているのでは？　と誤解していた部分もあります。今後は，一般の方が理解している意味をくみ取って日常のケアに結びつけたいと思いました。(看護師・40代)

　最近もがんの「病期Ⅳ」を「末期」と思い込まれるケースがありました。医療者と患者さんが同じ言葉でイメージするものが違っていると双方に無用なストレスになります。(医師・50代)

　今回の調査結果だけでも，言葉の認知率と理解率の差に驚きました。今後国民への周知を医療者は担っていかねばならないと感じます。(看護師・40代)

　患者は自分が理解できない語句でも問いただすことはあまりしません。医療者がもっと気を使って分かりやすい表現で話すよう努めることが必要です。(薬剤師・60代)

類型Ａ　日常語で言い換える

4　誤嚥(ごえん)

［複合］　誤嚥性肺炎(ごえんせいはいえん)（類型Ａ）　　［関連］　嚥下(えんげ)（類型Ａ）

まずこれだけは
食物などが気管に入ってしまうこと

少し詳しく
食べたり飲んだりしようとしたときに，飲食物が食道ではなく気管に入ってしまうことです。

時間をかけてじっくりと
食べたり飲んだりしようとしたときに，飲食物が誤って食道ではなく気管に入ってしまうことです。飲食物を飲み込む力が弱かったり，飲み込む神経の働きが悪かったりすると起こりやすいのです。飲食物が気管に入ると激しくむせるのは，それを押し出そうとするからです。飲食物だけでなく唾液(だえき)が気管に入る場合もあります。口から肺に細菌が入ることで病気を引き起こすきっかけにもなります。

こんな誤解がある
飲食物ではない異物を飲み込んでしまうこと（誤飲）だと誤解している人がある（13.9％）。「誤飲(ごいん)」と「誤嚥(ごえん)」は発音も似ていて混同されやすいので，注意したい。

言葉遣いのポイント
(1)　認知率は50.7％と低く，一般に知られていない言葉であるが，この言葉を患者に使っている医療者は多い（医師82.4％，看護師・薬剤師53.5％）。

「誤嚥性肺炎」など病名の場合はやむを得ないが、そうでない場合は、日常語で言い換える方がよい言葉である。

(2) 「誤嚥の危険が大きい」は「食べた物が気管に入ってしまう危険が大きい」、「誤嚥しやすい食べ物」は「間違って気管に入ってしまいやすい食べ物」などのように言い換えると分かりやすい。

ここに注意！

(1) 「嚥」は義務教育では学ばない漢字で難解であり、「誤嚥」「嚥下」（→ 関連語 ）など医療の分野の言葉にしか普通は使わない漢字である。かといって「誤えん」のように交ぜ書きにしても分かりにくい。「誤嚥」「嚥下」という言葉自体、患者にはなるべく使わないようにしたい。

(2) 「誤嚥性肺炎」（→ 複合語 ）という病名など、診断の際にこの言葉を患者に伝える必要があることも想定される。その場合は、「嚥」という漢字は飲み込むという意味であること、つまり「誤嚥」は、誤って違うところに飲み込んでしまうことであることを、上記 少し詳しく に示した表現を使うなどして分かりやすく説明したい。

複合語

誤嚥性肺炎（類型A）

飲食物や唾液が食道ではなく気管に入ってしまったときに、口の中にあった細菌が気管や肺に流れ込んで起きる肺炎のことです。

！ 「誤嚥」という言葉は一般に知られていないので、病気の起きる仕組みについて分かりやすい説明を添える必要がある。

関連語

嚥下（類型A）

飲み込むことです。「嚥下障害」は、飲食物をうまく飲み込むことができないことを言います。

！ 「誤嚥」と同様に「嚥下」も一般にあまり知られていないので、日常語で言い換える方がよい言葉である。「嚥下障害」などと診断する場合も、日常語で説明を付ける必要がある。

→コラム「言葉①　のどは大事な宝物」（P.19）

類型A　日常語で言い換える

5 重篤(じゅうとく)

[関連] 減弱(げんじゃく)(類型A)　頻回(ひんかい)(類型A)

まずこれだけは

病状が非常に重いこと

言葉遣いのポイント

(1) 一般の人には知られていない言葉（認知率50.3％）であるのに，患者に対してこの言葉を使う医療者は多い（医師65.7％，看護師・薬剤師29.9％）。別の言葉で十分言い表すことができる意味であるので，「重篤(じゅうとく)」という言葉は使わないで患者に説明するようにしたい。
(2) 「重篤な症状」「重篤な副作用」などと言いたい場合は，「非常に重く，生命に危険が及ぶ症状」「とても重い副作用」などと言い換え，「症状の重篤化を防ぐ」は「症状がひどく悪くなるのを防ぐ」などと言い換えると分かりやすい。

ここに注意!

(1) 類義の言葉に，「重症」「重体」「危篤(きとく)」などがあるが，それらとの使い分けもあいまいで分かりにくい。命の危険があることを伝えたい場合は，「重篤(じゅうとく)」という言葉を使うのは避けその旨をはっきりと伝えた方がよい。
(2) 医療者間でのみ通用する言葉であることを認識し，患者には使わないように努めたい。患者向けの説明文書や，口頭での説明に不用意に使ってしまいやすい言葉であるので，注意したい。
(3) 「重篤」と同じように，医療者間ではよく使うが，一般の人には通じない言葉に，「減弱(げんじゃく)」（「弱まる」の意）「頻回(ひんかい)」（「頻繁」の意），などが挙げられる。いわゆる医療用語以外にも，患者に伝わらない言葉があることにも注意し，こうした言葉は患者に使わないようにしたい。

■言葉①
のどは大事な宝物──言葉の獲得と誤嚥（ごえん）との関係

　ゴリラやチンパンジーは知能が高く、中には人間の指示をちゃんと理解し、自分の意思を伝えられる天才ザルもいます。でも、言葉を声に出して、しゃべることはできません。理由の一つに、のどの構造があるようです。人間の言葉は口から息を出して発声するものが大部分です。そのためには、肺から口に空気を送り込む必要があります。ところが、類人猿など人間以外の哺乳類の場合、気管につながる喉頭（こうとう）が高い位置にあり、空気が鼻の方（鼻腔（びくう））に抜けてしまい、口の方には回りません。喉頭と鼻腔が近い位置にあるからです。

　人間は喉頭が広がって低くなって頸部（けいぶ）にあり、喉頭と鼻腔の距離が離れているので、息を咽頭（いんとう）や口腔（こうくう）で調節して、いろいろな発音が可能です。言葉を獲得できたのは、咽頭と喉頭が発達し声帯が低いところに降りて、あたかも全体の形が管楽器のようになったためと言ってもいいかもしれません。けれどもその代償もありました。

　喉頭が鼻腔と離れ食道と近くなりすぎた結果、息をしながら水を飲むときにむせてしまうようになったのです。食道は普通に呼吸しているときは閉じていますが、ものを飲み込む際には、喉頭が引き上げられ、気管と食道の間が開きます。咽頭の上を通るときは、気道の入り口が閉じます。とても複雑な動きになるので、そのタイミングがうまくいかないと、食べ物が誤って気管に入る「誤嚥（→４）」も起きてしまいます。

　私たちの御先祖様は、いわば窒息の危険性と引き換えに言葉によるコミュニケーション手段を手に入れたというわけです。詰まりやすくても、のどはかけがえのない宝物──大切に使っていきたいですね。

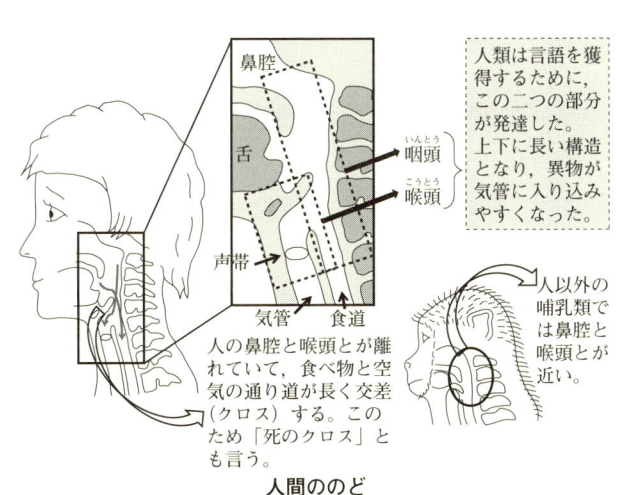

人間ののど

人の鼻腔と喉頭とが離れていて、食べ物と空気の通り道が長く交差（クロス）する。このため「死のクロス」とも言う。

人類は言語を獲得するために、この二つの部分が発達した。上下に長い構造となり、異物が気管に入り込みやすくなった。

人以外の哺乳類では鼻腔と喉頭とが近い。

類型A　日常語で言い換える

6　浸潤（がんの場合を例に）

[複合]　浸潤影（類型A）　[関連]　転移（類型B）

まずこれだけは
がんがまわりに広がっていくこと

少し詳しく
がんがまわりに広がっていくことです。水が少しずつしみ込んでいくように，次第にがん細胞が周囲に入り込み，拡大していきます。

時間をかけてじっくりと
がんがまわりに広がっていくことです。「浸」はしみること，「潤」はうるおって水気を帯びることで，「浸潤」は，水が少しずつしみ込んでいくように，次第にがん細胞が周囲の組織[1]を壊しながら入り込み，拡大していくことです。

言葉遣いのポイント
(1) 認知率は41.4％と低いので，がんについての患者の知識が深くない段階では，まず，「浸潤」という言葉を使わないで説明したい。概念は分かりやすいので，まずこれだけは　少し詳しく　に示したような表現で，言い換えると伝わりやすい。

(2) がんの治療法について患者自身が積極的に知ろうと努めていこうとする場合などは，「転移」と対比する概念として，「浸潤」という言葉を覚え

1）同じ形や働きを持つ細胞が集まってひとまとまりになっている部分。神経組織，脂肪組織などがある。「細胞って何ですか」と聞かれたら「生き物のからだを作っている一番小さい単位です」と説明すると分かりやすい。

てもらった方が，治療法について患者の理解も深まるだろう。その際には，時間をかけてじっくりとに記したように，漢字を書き，漢字の意味の説明を添えると効果的である。
(3) がんがからだのほかの部分にも広がることを表す「転移」という言葉は，「浸潤」に比べて，患者にもなじみがある。ただし，がんの広がり方についての理解は不十分な患者も多いので，「転移」についても分かりやすい説明が必要である。例えば，「『転移』は，からだの離れた部分にがんが飛び火して広がること，『浸潤』は，がんがまわりにしみ込むように広がることです」などと説明することが考えられる。

患者はここが知りたい

患者は，がんがどの範囲まで広がっているか，今後広がる可能性があるかを知りたい。がんの広がる原理と，がんの今の状態や今後の見通しを，明確に伝えたい。

ここに注意！

(1) がん以外にも「浸潤」の状態を説明しなければならない場合もある。その場合も，患者に対しては，「浸潤」という言葉はなるべく使わずに，まわりにしみるようにして広がる様子など，病状に応じた説明を工夫したい。
(2) 「浸潤」や「転移」は，がんの広がり方を図や絵に描いて説明すると，患者の理解が，明確になる。その際，必要に応じて「発がん」「がん細胞」「リンパ管」などについても同時に示すと，分かりやすい。

複合語

浸潤影（類型A）

エックス線検査（レントゲン検査）の結果，肺にぼんやりと広がっていく様子の影が写っています。肺炎などが疑われますので，精密検査が必要です。

類型A　日常語で言い換える

> ❗ 肺のエックス線検査の診断結果で使われる言葉である。がんの場合以外で「浸潤」という言葉に患者が出会う可能性が高い複合語である。検査結果を診断書などで伝える場合，「浸潤影」と書くだけでは不親切である。

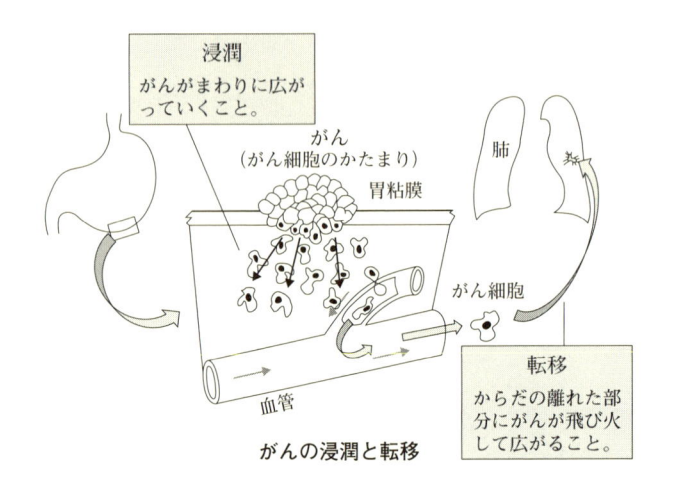

浸潤
がんがまわりに広がっていくこと。

がん
（がん細胞のかたまり）

胃粘膜

肺

がん細胞

血管

転移
からだの離れた部分にがんが飛び火して広がること。

がんの浸潤と転移

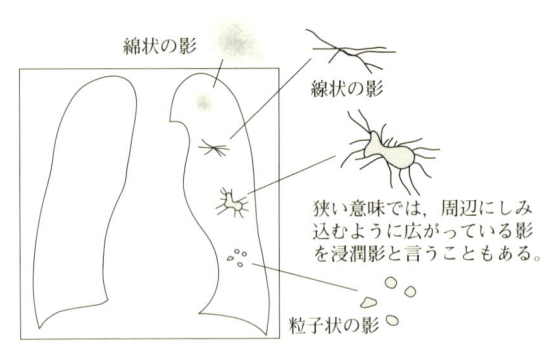

綿状の影

線状の影

狭い意味では，周辺にしみ込むように広がっている影を浸潤影と言うこともある。

粒子状の影

浸潤影のいろいろ

■診察室から①
医者と患者の「溝」

　昔から，医者と患者との間には「溝」があると言われている。簡単に飛び越えることのできない深い溝である。なぜ，溝があるのだろうか。

　まず何よりも医師と患者という「立場」の違いが自然に溝を作っている。医療に限らず，店員と客，教師と生徒など提供側と受け手側の関係を考えれば，この世には，良し悪しを超えた立場の違いが無数にある。立場の違いはそれぞれの立場を逆転するとよく分かる。医者といえども病気になれば患者になるというのがその良い見本である。自分が患者になると溝が見えてくる。

　もう一つは両者の「知識」の差である。

　例えば，病気とは無縁の30歳の男性が深夜に下腹から腰にかけての猛烈な痛みに襲われたとしよう。一時間経っても痛みは取れず，救急車を頼むが，エビのように体をかがめて痛みをガマンしながら「悪い病気→入院→手術」という不安が頭をかけめぐる。一方，救急センターの担当医はすぐに病気の見当がつき，簡単な検査の結果腎臓（じんぞう）から膀胱（ぼうこう）まで尿を通す尿管に石が詰まって起きた「尿管結石」との診断がつく。痛みは強いが生命にはかかわらない病気である。患者には初めての体験が，医師にとってはごく日常的なことである。将棋の何十手先も瞬間的にひらめく棋士と同じように，医師もまた病名を知れば即座に先の先まで予想ができる病気のプロであるのに対して，患者は医学には全く素人であるから知識に格段の差があって，そのためにギャップが生じるのはごく当然である。

　溝ばかりではなく「言葉」という「壁」もある。医師の言葉は難しい。医師から早口で「ないしきょうでぎゃくりゅうせいしょくどうえんがみつかりました」と言われてすぐに理解できる人がどれだけいるだろうか。医師には，難しい医学用語をかみ砕いて易しく患者に伝える技術も求められる。

　患者側が溝を埋めたり，壁を取り払うことは難しいが，できることはただ一つ，自分がよく分からないことは納得のいくまで医師によく聞くことである。

　医師はこのような溝があることを始めから勘定に入れて患者に接し，自分の方から溝を越えて患者の「気持ち」やその人の「言葉」に近づくよう努めたい。医師が患者の横に並んで座り，患者と同じ視線でその「病気」を一緒に眺めながら話すことができたら最高である。

類型A　日常語で言い換える

7　生検（せいけん）

[関連] 病理検査（びょうりけんさ）・病理診断（びょうりしんだん）（類型B）　病理（びょうり）（類型B）　組織診断（そしきしんだん）（類型A）
細胞診（さいぼうしん）・細胞診断（さいぼうしんだん）（類型A）　確定診断（かくていしんだん）（類型B）

まずこれだけは

患部の一部を切り取って，顕微鏡などで調べる検査

少し詳しく

患部の一部をメスや針などで取って，顕微鏡などで調べる検査です。病気を正確に診断することができます。この検査の結果によって，診断をはっきり決めます。

時間をかけてじっくりと

患部の組織の一部を，麻酔をしてからメスや針などで切り取って，顕微鏡などで調べる検査です。この検査によって，病気を正確に診断することができます。例えば，がんの診断の場合，まず，画像検査や内視鏡検査を行って，病気がどこにあり，どんな様子かを推定します。その結果，がんである疑いが強く出れば，患部の一部を切り取る検査をし，その場所や状態を推定します。この検査によって，診断を確定し，治療に進みます。

言葉遣いのポイント

(1)「生検」という言葉は，一般になじみがないので（認知率43.1％），医療者間での使用にとどめたい。患者に対して「生検をします」などとは言わず，まずこれだけは・少し詳しくに示した表現などを使い，「患部の一部を針などを使って取って顕微鏡で調べます」のように言うのが望ましい。

(2) 何の病気であるかを診断する場合，はじめに画像検査や内視鏡検査で，どこに病気があるのかを確認し，それから正確な診断を行うための検査に進むという順序があること，正確な診断のために患部を切り取る検査を行うことを説明すると，患者の理解も進みやすい。

患者はここが知りたい

(1) 患部の一部を切り取って調べる検査と言っても，具体的な検査手順や痛みについてイメージできない患者が多い。メスを使って切り取る，針を刺す，鉗子[1]で採取するなどの採取の方法，どれくらい採取するのか，どの程度痛いのかという点について，具体的に説明することが大切である。
(2) 検査の結果はいつ出て，どのように知ることができるのかについての見通しを，丁寧に伝えることも必要である。

不安を和らげる

痛みに対して恐怖感を抱き，検査を嫌がる人も多い。痛みの程度や，痛みへの手当ての方法などを話すことで安心してもらい，病気の治療に進むために重要な検査であることをよく説明したい。

ここに注意！

「生検」という言葉は，医療者間での使用にとどめる方がよいが，「生検」という言葉そのものを説明する必要が生じた場合は，次のように説明すると分かりやすい。

「『生検』は，『生体検査』を略した言葉で，生きたからだを検査するという意味です」

こうした言葉の説明をした上で，(時間をかけてじっくりと)に記したような内容の説明を行うとよい。

---

1) はさみのような形をした，物をつまむ道具。

類型A　日常語で言い換える

関連語

重大な病気の検査にかかわる用語は、一般になじみのないものが多い。検査が必要であると言われた患者は、それだけで不安も大きいので、分かりにくい用語を不用意に使うことで不安を増大させないように注意が必要である。以下に挙げる専門用語は、使わなくても説明は可能である場合が多く、平易な言葉を用いるように心掛けたい。患者が受けることが必要な一連の検査の流れと、それぞれの検査の目的や重要さが理解してもらえるように、説明を工夫したい。

病理検査・病理診断（類型B），**病理**（類型B）

患部の一部を切り取った組織や細胞などを、顕微鏡などで調べる検査のことです。「病理」と略して使われることもあります。「生検」と同じような意味で用いられますが、「生検」が、組織を切り取るところを主に指すのに対して、「病理検査」は顕微鏡で調べるところを主に指します。病理検査の結果による診断を「病理診断」と言います。平成20年からは「病理診断科」が置かれるようになりました。組織を取って診断する「組織診断」と、細胞を取って診断する「細胞診」とがあります。この病理検査は、主治医とは別の専門医によって行われます。その専門医のことを「病理医」と言います。

「生検」と同じく、患者に知られていない言葉であるので、説明なしには使わないようにしたい言葉である。　の第一文のように言い換えたり、第二文以下も続けて詳しく説明を添えたりする必要がある。

組織診断（類型A）

病気が疑われた部分から取った組織を、顕微鏡などで調べ、何の病気であるかを診断することです。「病理診断」の一つです。例えば、患部の一部を針などで切り取って顕微鏡で調べることで、がんかどうかを診断することができます。

細胞診・細胞診断（類型A）

病気が疑われた部分から取った細胞を、顕微鏡などで調べ、何の病気であるかを診断することです。「病理診断」の一つです。例えば、痰に含まれる細胞を取って顕微鏡で調べることで、肺のがんかどうかを診断することができます。

確定診断（類型B）

何の病気であるかをはっきりと決める診断のことです。例えば、がんの場合、画像検査などで病気が疑われた場所について、その組織を取って顕微鏡などで調べます。この診断で、がんかどうかを最終的に判断します。病気を確定することで、治療の方針を決め、実際に治療に進むことができるようになります。

「確定」も「診断」も分かりやすい言葉だが、「確定診断」は何を確定する診断なのかが患者には分かりにくい。説明の必要性が高い言葉である。

類型A　日常語で言い換える

8　せん妄(もう)

[関連]　**認知症**(にんちしょう)（類型B）

まずこれだけは

話す言葉やふるまいに一時的に混乱が見られる状態

少し詳しく

　　病気や入院による環境の変化などで脳がうまく働かなくなり，興奮して，話す言葉やふるまいに一時的に混乱が見られる状態です。

時間をかけてじっくりと

　　病気や入院による環境の変化などで脳がうまく働かなくなり，興奮して，話す言葉やふるまいに一時的に混乱が見られる状態です。人の区別が付かなかったり，ないものが見えたり，ない音が聞こえたりすることがあります。また，ぼんやりしているかと思うと急に感情を高ぶらせることもあります。

こんな誤解がある

(1) せん妄の症状そのものを病気だと考える人がいる。「せん妄」は病気の名前ではなく，状態を表す言葉である。**認知症**（→ 関連語 ）が原因でせん妄の症状が現れている場合，誤解が起きやすいので，混乱を避けるためにも，「せん妄」という言葉は避けた方がよい。

(2) せん妄の症状は長く続くと誤解している人がいる。せん妄は，一時的な症状である。

(3) 症状を見て，認知症だと誤解する人がいる。認知症が原因で，せん妄の症状が現れることはあるが，熱や薬が原因のこともある。

言葉遣いのポイント

(1)「せん妄」という言葉は，認知率が24.7％にすぎないので，医療者間のみで使う言葉にとどめたい。患者やその家族には「せん妄」という言葉を使わない方がよい。「一時的な強い寝ぼけのようなもの」と説明している医師もいる。

(2)「せん妄」の症状を詳しく理解してもらう重要性が高い場合など，この言葉をどうしても使う必要が生じたら，漢字で「譫妄」と書いて，次のような解説をするのがよい。

「『譫』は『たわ言やうわ言のように，とりとめもなくしゃべる言葉』のことです。『妄』は『われを忘れたふるまいをする様子』のことです。『譫妄』は『われを忘れて意味不明のことを言い出すこと』を意味します」

関連語

認知症（類型Ｂ）

ものを考えたり，覚えたりする力を認知能力と言います。その認知能力が下がる病気が認知症です。脳の血管が詰まったり出血したりして起きる場合と，脳が縮んで働きが鈍くなるアルツハイマー病によって起きる場合があります。高齢者に多い病気で，進行すると治療が難しいので，早く発見して予防したり進行を遅らせたりすることが大切です。

病名の「認知症」と，一時的な状態の「せん妄」とが混同されないように，説明の際には注意が必要である。「認知症」は従来「痴呆(ほう)」と呼ばれていたが，厚生労働省は，「痴呆」は侮蔑(ぶべつ)的な意味が含まれ，早期発見・早期診断などの取り組みの支障となっているという理由で，平成16年に「認知症」に改めるべきという報告書を出した。現在では，医学用語としても行政用語としても「認知症」に統一され，一般にもこの言葉が使われている。認知症より痴呆と言った方が分かりやすい面もあるが，その際は，こうした名称変更のいきさつも合わせて説明しておきたい。

類型Ａ　日常語で言い換える

9　耐性(たいせい)

［複合］　**耐性菌**(たいせいきん)（類型Ａ）　**耐性ウイルス**(たいせい)（類型Ａ）
［関連］　**抗生剤**(こうせいざい)（類型Ｂ）

まずこれだけは

抵抗性
細菌やウイルスが薬に対して抵抗力を持つようになり，薬が効かなくなること

少し詳しく

　同じ薬を繰り返し使うことによって，**細菌**（→15ウイルス）や**ウイルス**（→15），がん細胞などが，その薬に耐える（抵抗する）力を持つことです。その結果，これまでは効いていた薬が効かなくなってきます。この場合は，量を増やしたり，別の薬に切り替えたりする必要があります。

時間をかけてじっくりと

　これまでは効いていた薬を使っても，細菌やウイルス，がん細胞などの増殖を抑えることができなくなったとき，「耐性ができた」「耐性を獲得した」などと言います。万能薬のように使われていた**抗生剤**（抗菌薬　→13　MRSA　の(関連語)）が効かない「**耐性菌**」（→(複合語)）が生まれたのも，抗生剤の使い方を誤ったために菌が耐性を獲得したのが原因です。がん細胞も，性質が変化して耐性を獲得し，薬の効果が見られなくなるときがあります。

こんな誤解がある

　人が病気や薬の副作用などに耐える性質だとする誤解がある。一般語

30

にある「ストレスに対する耐性がない若者」などの用法から類推されたものと考えられる。全く異なる意味に解釈されるおそれがあるので，誤解されないように「菌が（耐性を持つ）」などと主語を明確にする必要性が高い。

言葉遣いのポイント

(1) 「耐性」という言葉は，医療以外の分野でも使われるが，(こんな誤解がある)に述べたように意味は異なっている。また，そもそも一般の人は，この言葉にあまりなじみがないので（認知率59.5％），「耐性」という言葉は，できるだけ使わないようにし，(まずこれだけは)に示した表現などで言い換えたい。
(2) 「耐性菌」「耐性ウイルス」（→ 複合語 ）について理解してもらう場合など，「耐性」という言葉を使う方が説明しやすい場合もあろう。その場合は，(少し詳しく)(時間をかけてじっくりと)に示したような表現を用いて，分かりやすく説明するようにしたい。
(3) 「耐性」や「耐性菌」「耐性ウイルス」を理解してもらうために，例として「MRSA」（→13）に言及して説明することも効果がある。

不安を和らげる

患者に使っていた薬に対する耐性ができたことを説明する場合，無造作に「薬が効かない」と言うと，不安を感じる患者もいる。そのような場合，「十分に適切に使わないと菌は消えにくい」「これまで使っていたものは使えない」など，「効かない」という言い方を避ける配慮も必要である。

複合語

耐性菌（類型A）

退治する薬が効きにくくなった細菌のことです。細菌による感染症に対して，抗生剤を使い過ぎたため，細菌が抵抗力を持って，抗生剤が効きにくくなったものです。「MRSA」（→13）と呼ばれる「メ

類型A　日常語で言い換える

チシリン耐性黄色ブドウ球菌」は，耐性菌の一種です。

耐性ウイルス（類型A）
　　　退治する薬が効きにくくなったウイルス（→15）のことです。例えばインフルエンザを治すために作られた薬オセルタミビル（商品名「タミフル」）が効きにくくなった，インフルエンザウイルスなどがあります。

■中間報告に寄せられた意見②
患者への説明に使いたい

　分かりやすく説明しようと思っていても「具体的に……」と考えると，つい医療者側に立って専門用語を使ってしまいます。このような冊子があることで，医療者も共通言語を使用して説明でき，患者も混乱することが少なくなると思われます。（看護師・50代）

　取り上げられている言葉は，医療者が日常的にごく普通に使っているものばかりです。この報告によって患者への説明の際の言葉の選び方や，言い換えた方がよいものなどが明確になり，インフォームドコンセントには大いに役立つものだと思います。医師の説明が分かりにくくても，患者の立場からはそれ以上踏み込んで聞けないという現状もまだまだあると思うので，中間報告にあるように，医療者がまず分かりやすく伝える工夫をすることが重要ではないかと思います。（医療事務・40代）

　医療者は説明したつもりでも，患者や家族は違う受け止め方をしていて，誤解を生じたり，トラブルの原因にもなりかねない場合もあります。患者や家族が言葉の意味を分かり，症状について理解しやすいように説明するためにも，まず医療者が，患者や家族の視点に立つことが大切です。この冊子は，その指針として大いに役立つと考えます。（看護師・40代）

　（この提案は）インフォームドコンセントをはかる際の，参考となります。患者さんがうなずいていても，後で，全く理解されていないことが判明するケースがあります。このような場合，当方から，説明の立ち位置を変えて，改めて説明する際の参考になると期待されます。（医師・50代）

いつも私たちが当たり前のように使用している医療用語の中に，患者さんが聞いて分からない言葉が，たくさんあるなと常々思っておりました。私は仕事柄，薬の説明書を作成したり，患者さんに薬の効能，効果について説明するのですが，どのように説明したら患者さんが納得し，理解してくれるかいつも悩んでいました。（薬剤師・30代）

　医療安全管理室でクレームを受ける内容には，「説明内容が伝わっていない」「言葉の誤解がある」と感じるものが多くあります。今回の提案を機会にもう一度説明文の見直し等，活用させていただこうと考えています。（看護師・50代）

　専門用語を解説する冊子は今までなかったので，非常に分かりやすかったです。患者だけでなく，医療従事者も言葉の明確な意味を把握できるため，大いに活用できると思います。（薬剤師・50代）

　医療機関に勤務して「言葉」や「意味」についてはある程度理解していると思っていましたが，相手に伝えようとするとなかなか上手に伝えることができないのが実情です。（一般事務・40代）

類型A　日常語で言い換える

10　予後(よご)

まずこれだけは
見通し
今後の病状についての医学的な見通し

少し詳しく
　　今後の病状についての医学的な見通しのことです。病気の進行具合，治療の効果，生存できる確率など，すべてを含めた見通しです。これから病気が良くなる可能性が高いか，悪くなる可能性が高いかの見通しを指す場合もあります。

時間をかけてじっくりと
　　今後の病状についての医学的な見通しのことです。治療を行った後に，病状がどのような経過をたどるのかを予測し，見通しを立てます。その判断材料には数々のものがありますので，必ずこうなるというものではなく，ある確かさを数値として表すことしかできません。

言葉遣いのポイント
(1) 「予後」という言葉は，一般にはあまり知られておらず（認知率52.6％），漢字から意味を類推することも難しいので，患者に対しては別の言葉で説明したい。 まずこれだけは に記した表現などに言い換えたい。「予後が良い」と言いたい場合は「これから病気が良くなる可能性が高い」，「予後が悪い」と言いたい場合は「これから病気が悪くなる可能性が高い」などと言い換えると分かりやすい。

(2) 下の ここに注意 (1) に述べるように,「予後」は, 医師によって異なる意味に使われており, 患者は混乱しやすい。伝える内容があいまいにならないようにするためにも, 日常語で明解に言い換えることが望まれる。

ここに注意！

(1) 「予後」という言葉を, 医師は, 病気の見通しという意味のほかに, 余命の意味に限定して使う場合もある。例えば,「予後は六か月程度です」という言い方である。医師は, 余命は六か月程度という意味で使う場合が多いだろうが, 予後は見通しの意味であることを知っている患者でも, 六か月程度で良くなる見通しなのか, 六か月程度で亡くなる見通しなのかが分からず, 大事なことが伝わらない危険性がある。大事なことがあいまいになってしまわないように, 注意しなければならない。

(2) 余命の意味で「予後」を使うのには,「余命」という直接的な表現を避ける意図もあろう。しかし, 上記のように大事なことが伝わらない場合は, 婉曲表現は逆効果になることもある。「あとどれぐらい元気でいられるかというと……」などのように言うことが考えられる。

患者はここが知りたい

病気について説明を受ける患者が, 自分にとって最善の医療を選択するためには, 病気の見通しを明確に理解することが極めて重要である。病気がこれからどうなっていくのか, 良くなるのか, 悪くなるのか, 悪くなるとしたらどういう状態になるのか, といったことを具体的に説明する必要がある。

類型A　日常語で言い換える

11　ADL（エーディーエル）　Activities of Daily Living

まずこれだけは

日常生活に最低限必要な基本的動作
日常基本動作
日常生活動作

少し詳しく

　寝起きや移動，トイレや入浴，食事，着替えといった，日常生活に必要な最低限の動作のことで，高齢化や障害の程度をはかる指標とされます。

時間をかけてじっくりと

　日常生活を送るのに最低限必要な，日常的な動作のことです。例えば，寝起きや移動，トイレや入浴，食事，着替えなどです。Aはアクティビティー（activity）で動作，DLはデイリーリビング（daily living）で日常生活の意味，直訳すれば，「日常生活のいろいろな動作」です。高齢者や障害者の身体能力や障害の程度をはかる重要な指標となっています。介護保険制度では，これらの動作一つ一つを，「できる・できない」で調査し，その結果で，その人に必要な介護レベルを決めています。

言葉遣いのポイント

(1)「ADL」というアルファベット略語は，患者にとってなじみがない（認知率29.7％）。また，意味を理解している人は極めて少ない（理解率9.3％）。非常に分かりにくい言葉なので，使わないようにしたい言葉であ

る。**まずこれだけは** に示した表現などを用いて言い換えるべき言葉である。高齢者はアルファベット略語を分かりにくく感じる人が多いので，特に配慮したい。

(2) 介護保険制度の指標について説明する場面などで，アルファベット略語を理解しようという意欲のある患者や家族を相手にする場合は，**時間をかけてじっくりと** に示した説明方法などを試みるとよい。

ここに注意！

「日常生活動作」と言い換えることが一般的だが，この言い換え語は場合によって誤解を生むおそれがある。例えば「ADLが自立している」などという文脈で，単に「日常生活動作」と言い換えると，日常生活動作が自立しているので，通常の日常生活が送れると誤解される場合がある。通常の日常生活ではなく，日常生活を送るための最低限の動作を指すということが，きちんと伝わる言い換えや説明を心掛けたい。

類型A　日常語で言い換える

12　COPD（シーオービーディー）　Chronic Obstructive Pulmonary Disease

［関連］肺気腫（はいきしゅ）（類型B）　慢性気管支炎（まんせいきかんしえん）（類型B）

まずこれだけは

慢性の呼吸困難症

少し詳しく

肺の空気の通り道が狭くなって，うまく呼吸できなくなってしまう病気です。長年にわたる喫煙などにより，肺や気管支の空気の通り道が狭くなった状態です。

時間をかけてじっくりと

専門的な日本語訳は「慢性閉塞性肺疾患（へいそく）」です。慢性は，症状はあまりひどくないけれど，治りにくく長引いていること，閉塞性というのは，肺の空気の通り道が狭くなっているということです。長年にわたる喫煙などで，肺や気管支が詰まった状態になり，空気の出し入れがうまくいかず，普通に呼吸ができなくなり，息切れなどが起こります。

こんな誤解がある

(1) 気管支ぜん息と混同される場合がある。気管支ぜん息との違いを伝えるために，「気管支ぜん息は治療によって症状が改善することがありますが，COPDは改善せずにひたすら進行するおそれのある怖い病気です」などのように伝えたい。
(2) 肺気腫（はいきしゅ）（→関連語）や慢性気管支炎（→関連語）などは，COPDとは別のものだという誤解がある。肺気腫や慢性気管支炎を含む病気を，「COPD」と呼ぶことを，必要に応じて伝えたい。ただし，聞き慣れな

い病名が三つも出てくると患者は混乱することも考えられるので，誤解のありそうな場合にだけ説明する方がよい。

言葉遣いのポイント

(1) 「COPD」というアルファベット略語は，なじみがなく極めて覚えにくい（認知率10.2％）。できるだけ使わないようにしたいが，診断名を伝える場合など使う必要がある場合も想定される。この場合もいきなりCOPDという言葉を出すと，患者はとまどうので注意したい。まず，この病気について丁寧な説明をし，慢性の呼吸困難症について理解が得られたと判断できたら，「病名は，COPD，日本語では慢性閉塞性肺疾患と言います」などと言い添えるのがよい。特に高齢者にはアルファベット略語が分かりにくい場合があるので，いきなりこの言葉を持ち出すのは避けたい。

(2) 診断結果として病名を伝える場合，日本語訳を漢字で書いて示し，(時間をかけてじっくりと)に示すような説明をすると，名称と症状とを結び付けることができ，理解の助けになる場合がある。

(3) 喫煙が原因であることが多いので，喫煙習慣を持たないように誘導する言葉遣いが望まれる。例えば，「肺の生活習慣病」という言い方をして，ふだんの健康管理によって防げる病気であることを伝えたい。

関連語

肺気腫（はいきしゅ）（類型Ｂ）

　　　肺にあって空気の出し入れをしている，ぶどうの房のようにたくさん重なっている肺胞の病気です。その肺胞と肺胞の境目がなくなってつながってしまうことで，空気の出し入れがうまくできなくなる病気を「肺気腫」と言います。

　　　「COPD」よりも認知度は高いかもしれないが，正確に理解している人は多くないと考えられるので，必ず説明を添えたい。

類型A　日常語で言い換える

慢性気管支炎（類型B）

のどの炎症（→16）がひどくなり、気管支の粘膜にまで炎症が広がった状態が、長期間続く病気です。呼吸困難やせき、痰（たん）などの症状が、三か月以上続く場合を「慢性気管支炎」と言います。

「慢性」や「気管支炎」については正確な知識を持っている人は少ないと思われるが、比較的なじみのある言葉であるため、患者は医師に向かって改めて説明を求めにくい面がある。正しく理解してもらえるよう、丁寧に説明したい。

■調査①　言葉の頻度調査（コーパス調査）
患者にとって難解で重要な言葉の抽出

　この本で詳しく取り上げる言葉を選ぶためのリストを作成する作業を行いました。このリストは、一般の人にとって難解な医療用語、重要な医療用語をできるだけ網羅し、難解さや重要さの度合いが示されたものとすることを目指しました。このリスト作りのために実施した調査はいくつかありますが、その中核的な役割を果たしたのが、「言葉の頻度調査」（コーパス調査）です。この調査は、計画的に集められコンピューター上に蓄えられた大量の文章（言語学の専門用語で「コーパス」と言います）を使って、言葉が出現する頻度をもとに統計的手法で処理することによって実施しました。

　まず、図に示すような文章を用意し、その全文をコンピューターに入力し、そこに使われている言葉の種類と頻度を計算し、相互に比較しました。「医療者が読者の文章」とは、医師・薬剤師・看護師向けの専門雑誌や情報誌など、「一般人が読者の文章」とは、医療情報誌や新聞の医療記事などです。この比較によって、「医療の文章」に特徴的な言葉や、「医療者が読者の文章」に特徴的な言葉は、専門性が高く一般の人にとっては難解な言葉であるものが多いと考えられます。

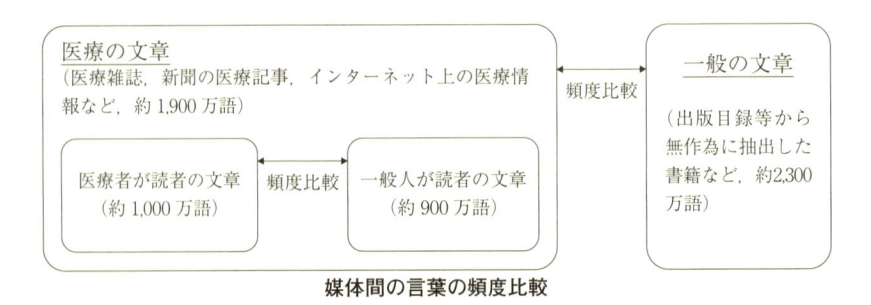

```
┌─────────────────────────────────────┐                    ┌──────────────┐
│ 医療の文章                          │                    │ 一般の文章   │
│ （医療雑誌、新聞の医療記事、        │      頻度比較      │              │
│ インターネット上の医療情報          │◄─────────────────►│ （出版目録等から│
│ など、約1,900万語）                 │                    │ 無作為に抽出した│
│  ┌─────────────┐     ┌────────────┐ │                    │ 書籍など、約2,300│
│  │医療者が読者の│頻度 │一般人が読者の│ │                    │ 万語）        │
│  │文章         │比較 │文章         │ │                    │              │
│  │（約1,000万語）│◄──►│（約900万語） │ │                    │              │
│  └─────────────┘     └────────────┘ │                    │              │
└─────────────────────────────────────┘                    └──────────────┘
```

媒体間の言葉の頻度比較

次に，上記の「医療の文章」のうち「一般人が読者の文章」によく使われている言葉に着目しました。この文章において，様々な話題の記事で現れたり，繰り返し出てきたりする言葉は，一般の人が接する情報の中によく使われるので，一般の人にとっても重要な言葉であるものが多いと考えられます。

この二段階の処理を行って，難解さにおいても，重要さにおいても，その度合いが高いと考えられる言葉を抽出し，詳しく検討する言葉を選ぶためのリストに掲載する2,000語弱を定めました。このリストに掲載した，難解さ，重要さの度合いが特に高いと判定された言葉のうち，病気や症状などを意味するものの一部を意味分野を目安に並べ替えて挙げると，次の通りです。

アナフィラキシー，アナフィラキシーショック，下血，虚血，敗血症，浮腫，睡眠障害，精神疾患，精神面，うつ状態，ポリオ，発達障害，悪性腫瘍，肝細胞がん，がん診療，がん対策，がん難民，小児がん，腎がん，末期，リンパ腫，膀胱がん，感作，食物アレルギー，耐糖能異常，ノロウイルス，因子，院内感染，黄色ブドウ球菌，環境因子，機序，原因疾患，原因不明，原疾患，作用機序，常在菌，接触感染，耐性菌，発症リスク，病因，緑膿菌，炎症反応，外傷，腫脹，腫瘤，出血性ショック，傷，浸出液，穿孔，膿瘍，肥厚，肥満症，閉塞，悪心，過敏症，機能障害，倦怠感，脱水，低酸素状態，廃用症候群，片麻痺，全身倦怠感，維持期，一過性，がん末期，基礎疾患，急性期，急変，軽減，軽症，軽度，軽度者，昂進，疾患，周辺症状，重症度，重症例，重度化，重度者，重篤，増悪，中等症，中等度，難治性，発現頻度，発生頻度，病態，頻回，慢性期，AIDS，ウイルス感染症，感染経路，感染源，感染性，性感染症，破傷風，風疹，サルコイドーシス，疾患名，身体疾患，身体症状，随伴症状，全身疾患，体調不良，貯留，突然死，発症後，発症率，発生率，病型，本症，慢性疾患，無症状，有病率，予備群，罹患，罹患率

この本で詳しく取り上げる言葉を選ぶ際には，こうした言葉を見出しにしたリストを意味分野順に配列し，そこに，医師に対する問題語記述調査（→調査②，P.74）で得られたコメントや，医療用語集や国語辞典の掲載情報などを書き込み，委員が総合的に判定をしていきました。このリストを使った選定作業の手順は，「この本ができるまで」（→ P.215）を参照してください。

類型A　日常語で言い換える

13　MRSA（エムアールエスエー）（MRSA感染症）
Methicillin-resistant Staphylococcus Aureus

[関連]　**抗生剤**（こうせいざい）（類型B）　**院内感染**（いんないかんせん）（類型B）　**日和見感染**（ひよりみかんせん）（類型A）

まずこれだけは

発症した場合，通常細菌を退治するために使われる薬が効かなくなる細菌の一種

少し詳しく

発症した場合は通常細菌を退治するために使われる薬が効かなくなる細菌の一種です。健康な人には害のない程度の細菌で，身の回りのどこにでもいる菌です。からだの弱った人に病気を起こします。

時間をかけてじっくりと

日本語で言うと，「メチシリン耐性黄色（おうしょく）ブドウ球菌」という細菌です。この菌を退治するためのメチシリンと言う**抗生剤**（抗菌薬→(関連語)）が効かなくなった，黄色ブドウ球菌[1]のことです。この菌は，人の鼻の中などどこにでもいて，消毒剤への抵抗性が強いので，身の回りから消し去ることがとても困難です。健康な人には何の害もないのですが，病気などで抵抗力の弱った人のからだに入ると，通常細菌を退治する薬が効かないために病気が重くなることがあります。現代の医療で抗生剤を使い過ぎたことによって出現した細菌です。MRSAの感染が病院内で広がらないようにする手立てを，病院は講じています。

1）ヒトの皮膚や消化管にいる細菌で，肺炎，腸炎などの感染症や食中毒を引き起こす。

13. MRSA

こんな誤解がある

(1) MRSA による**院内感染**（→ 関連語 ）の報道によって，非常に怖い菌だということを漠然と感じている人が多い。報道されているのは，病院の管理体制を問題にしているものであるにもかかわらず，MRSA という菌自体に対して過剰に恐怖感を抱く人も多い。

(2) MRSA は，どんな薬も効かない菌だと思っている人が多い。通常なら使える薬が効かなくなることが問題になっているのである。治療する薬はあることをきちんと言い添える方がよい。

(3) 健康な人でも感染するとすぐに発症すると誤解している人が多い。健康な人には害がないこと，仮に感染しても割と簡単に治ることを，伝えたい。

言葉遣いのポイント

(1) なじみのないアルファベット略語であり（認知率33.3％），覚えにくい語形である。とはいえ，日本語で「メチシリン耐性黄色ブドウ球菌」と訳しても，極めて分かりにくい。略語や訳語を覚えてもらうよりも， まずこれだけは 少し詳しく に記した内容を理解してもらうことが大切である。

(2) MRSA に対する正しい理解は，現代の医療の問題の一つに，患者の関心を向けることにつながる。機会があれば，抗生剤の過剰な利用が恐ろしい細菌の登場の背景にあることを説き，抗生剤を乱用することの危険性について啓発するとよい。

ここに注意！

伝え方が悪いと，患者やその家族は，正しい知識がないことで過度に不安になり，無用に混乱するおそれがある。以下のようなことに注意が必要である。

● MRSA は，どこにでもいる菌であり，健康な人が保菌しているだ

けでは心配する必要はない。抵抗力の弱い人が感染しないように注意することが大事である。
- 入院する患者に対しては，MRSAを保菌していないかどうかを検査し，保菌していれば適切な処置を行っていることを，必要に応じて伝えたい。
- MRSAが問題になるのは，抵抗力の弱い患者に感染し発症する場合である。大手術の後，重症のやけど，血管や尿道にカテーテルを長時間入れている，無菌室が必要なほど抵抗力が落ちているなどの患者である。自宅や介護施設ではこうした状態の人は普通いないので，MRSAに対して，あまり心配する必要はない。
- MRSAの感染を防ぐ効果のある次のような心掛けを，ふだんから伝えるようにしたい。
    ◇ 病気の人の介護や看護をする人はこまめに手を洗うこと
    ◇ 見舞いの人は，花など，消毒できなくて多量の菌を持ち込むおそれがあるものは，持ってこないようにすること

関連語

抗生剤（類型B）

細菌を退治する化学物質（抗生物質）から作られた薬です。「抗菌薬」とも言います。細菌による感染症の治療に用いられます。抗生剤は細菌には効きますが，ウイルス（→15）には効きません。したがって，風邪などウイルスが原因となっている病気には，抗生剤を使うことはありません。

「抗生剤」という言葉は，認知率91.7％でよく知られている。しかし，抗生剤はウイルスにも効くと誤解している人が37.6％もあり，何に効いて何に効かないかは，あまり知られていない。

院内感染（類型B）

病院の中で，患者がもともとかかっていた病気とは別の病気に感染することです。抵抗力の落ちている入院患者に感染することは，重大な結果を招くことになりかねません。最近は，MRSAのような，細菌を退治するために通常使われる薬が効かなくなる菌が出現した

ことから，病院は院内感染が広がらないように，様々な手立てを講じています。

> 「院内感染」という言葉は，マスコミの報道などもあって，とてもよく知られている（認知率99.4％）。しかし，見舞客にもうつると誤解している人が52.0％もいるなど，正確に理解している人は多くない。

日和見感染（類型A）

> からだの抵抗力が落ちて，ふだんは害のないような弱い細菌やウイルス（→15）などによって感染してしまうことです。

> 「日和見感染」という言葉の認知率は21.5％にすぎない。また一般語の「日和見」（成り行きをうかがう）とは意味がずれるため，誤解を生みやすい。患者には，この言葉を使わず，　に示したような言い方で説明した方がよい。

MRSAはどこにでもいる

　黄色ブドウ球菌は，人が生活をしている場所ならどこにでもいる細菌である。平成16年にある地方の小規模病院で，壁や床にいる黄色ブドウ球菌を調べたところ，そのほとんどがMRSAであった。この病院で一年間，外来や入院してきた患者ののどや痰などから，病気を引き起こす可能性のある細菌がどのくらい見つかるか調査したところ，842個のうち208個（24.5％）もがMRSAだった。第二位の細菌が10％前後だったので，MRSAはダントツのトップだった。

　同じころ関連の老人保健施設の入所者と在宅診療を受けている患者の鼻の中を調べたところ，それぞれ90名中8名（8.9％），66名中4名（6.1％）にMRSAが見つかった。また，病院の職員にも2〜10％の範囲でMRSAが見つかった。これらの結果から一見健康に見える人にもMRSAの保菌者がいることが分かった。

　このようにかつては珍しかったMRSAが，今では，どこにでもいる菌になっているのである。

類型A　日常語で言い換える

■コミュニケーション①
患者はどう呼ばれたがっているか

なぜ，患者を「〜さま」と呼ぶのか？

　「〜さま」あるいは「患者さま」という呼び方が多くの病院で導入されています。読売新聞の連載記事「新日本語の現場」によると，平成7年に千葉県のある総合病院が，患者に対する敬称をそれまでの「〜さん」から「〜さま」に変えています。取材に対し，病院側は「患者を〜さまと呼べば，それに続く言葉もぞんざいにできない」と，言葉遣いを丁寧にする効用があることをコメントしています。また，平成8年の同新聞の記事によると，岡山市内のある民間病院の投書箱に寄せられた患者の声に対する，病棟婦長名の返事に「患者様」が登場しています。

　厚生労働省医療サービス向上委員会は，平成13年11月に国立病院患者サービスに関するガイドラインを示しました。その中に，「患者の呼称の際，原則として姓（名）に『さま』を付する」という指針があり，患者中心の医療や患者サービスの向上を意識して，多くの病院が採用しました。CS（customer satisfaction ＝ 顧客満足度を売りにする経営戦略）の後押しもあって，「〜さま」「患者さま」という患者敬称が全国の病院に広がりました。患者敬称「〜さま」が全国の病院に普及する現象の背景として，医療はサービス業であり，患者をお客様として接遇する，よりへりくだった態度が，医療者には望ましいとする考えが台頭してきたことが考えられます。

「〜さま」は患者・医療者双方に歓迎されない

　しかし，患者と医療者双方に，この敬称「〜さま」に違和感があるという意見も少なくありません。また，この「〜さま」および「患者さま」という敬称は，一部の患者の過剰な権利意識を助長することになり，病院内で医療スタッフへの暴力や暴言が多発していることの遠因になっているのではないかとする意見もあります。患者と医療者は対等なパートナーシップを築くことが重要であり，医療はほかのサービス業とは異なるので，敬意の高い敬称「〜さま」は必要ないという意見もあります。

　このような医療現場の実情を踏まえて，患者と医師双方の意識を調べました。果たして患者は，敬称「〜さま」を患者サービスの向上と受け取って歓迎しているのでしょうか。A公立病院・B民間病院・Cリハビリセンターの患者・利用者に，医師から呼ばれるとき，どういう敬称で呼んでほしいか尋ねました。

　また，患者と診察室で対面することが多い医師は，患者に対してどういう敬称を

使っているか，インターネット調査で尋ねました。
　単純集計結果を図に示します。
　医師が患者を診察室に呼び入れるときの敬称は，氏名＋「さん」が87.4％と圧倒的多数です。氏名＋「さま」はわずか4.6％です。次に，患者と対面して話すときの敬称は，氏名＋「さん」が96.0％とさらに圧倒的多数です。患者に対する敬称は，インターネット調査に応じた医師のほとんどが「さん」を使っていることが分かります。
　一方，患者側は，氏名＋「さん」で呼んでほしいという回答が91.7％です。これは医師側の調査結果とほぼ一致しています。驚いたことに，氏名＋「さま」で呼んでほしいと回答した患者は一人もいません。

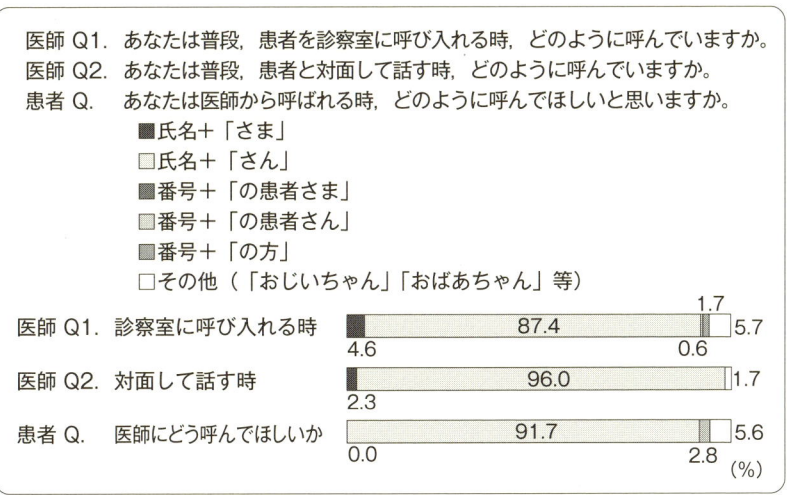

医師 Q1. あなたは普段，患者を診察室に呼び入れる時，どのように呼んでいますか。
医師 Q2. あなたは普段，患者と対面して話す時，どのように呼んでいますか。
患者 Q. あなたは医師から呼ばれる時，どのように呼んでほしいと思いますか。

■ 氏名＋「さま」
□ 氏名＋「さん」
■ 番号＋「の患者さま」
□ 番号＋「の患者さん」
■ 番号＋「の方」
□ その他（「おじいちゃん」「おばあちゃん」等）

	氏名＋さま	氏名＋さん	番号＋の患者さま	番号＋の患者さん	番号＋の方	その他
医師Q1. 診察室に呼び入れる時	4.6	87.4		0.6	1.7	5.7
医師Q2. 対面して話す時	2.3	96.0				1.7
患者Q. 医師にどう呼んでほしいか	0.0	91.7		2.8		5.6

(%)

医師Q1・Q2は，医師のメーリングリストを介したインターネット調査（平成18年4月，株式会社プラメド実施）。患者Qは，病院・リハビリセンターの患者・利用者へのインタビュー調査（平成19年1～2月実施）。

患者に対する敬称

「～さん」と呼んでほしい理由

　患者側には，なぜその敬称を使ってほしいのか，その理由も尋ねました。多数派を占めたものを以下に列挙します。

- 「～さん」が対等な関係にふさわしく，自然だから。
- 「～さま」は他人行儀で距離をおかれる感じがする。
- 患者はお客様ではないし，病院はホテルなどのサービス業とは違うから「～さま」はよくない。
- 「～さん」には親しみを感じるが，「～さま」では親しみがわかない。

類型A　日常語で言い換える

　以上のように，患者に対する敬称「～さん」を支持し，「～さま」を拒否する理由は，過剰な敬語の使用を控えて，患者との心理的距離を近づけるように話すことが患者にとって心地よく，良好な患者医師関係の構築に効果的であることを示唆するものがほとんどでした。

　患者サービス向上のつもりで医療者が使っている敬称「さま」は，患者にとっては，医療者との心理的距離を遠く離してしまう，心地よくない敬称だったのです。

分かりやすく伝える工夫の例
類型 B
明確に説明する

> 　類型Bに分類した言葉は，認知率は高く一般に知られているものです。ところが，認知率に比較して理解率が低かったり，知識が不確かだったり，ほかの意味と混同されたりする言葉です。
> 　正しい意味と確かな知識が身につき，混同が起きないように，明確な説明を行うことが望まれます。

B-(1)
正しい意味を

　言葉は見聞きしたことがあっても，それが何を意味するかがよく理解されていない場合があります。このような言葉については，その意味を正しく理解してもらえるように，明確な説明を行うことが望まれます。

類型B　明確に説明する　B-(1) 正しい意味を

14　インスリン　insulin

[関連]　糖尿病(とうにょうびょう)（類型B）　血糖(けっとう)（類型B）　自己注射(じこちゅうしゃ)（類型B）

まずこれだけは

膵臓(すいぞう)で作られ，血糖を低下させるホルモン

少し詳しく

膵臓(すいぞう)で作られるホルモンで，血液中のブドウ糖をエネルギーとして利用する際に必要です。この量が足りなくなったり，働きが低下したりすると，糖尿病（→40）になります。

時間をかけてじっくりと

胃の後ろ側にある膵臓(すいぞう)で作られるホルモンで，血液中のブドウ糖を細胞に取り入れ，エネルギーを生み出す働きを促進します。血糖値（血糖　→40 糖尿病 の(関連語)）を低下させるので，糖尿病の治療にも用いられます。治療に用いるインスリンは，飲むものではなく注射をします。

こんな誤解がある

(1) インスリンによる糖尿病治療を始めると一生続けなければならない，という誤解が非常に多い（60.5％）。インスリンによる治療を始めても，これを使用しないでインスリン以外の飲み薬に変えることもできることなどを伝えたい。

(2) インスリン治療を始めるようになったら糖尿病は重症で，もう先は短いといった誤解がある（12.0％）。インスリン治療を始めるかどうかは，重症かどうかということではなく，病気のタイプや患者の状態などを総合して判断すべきことを伝えたい。

(3) インスリン治療は，注射だけではなく，飲み薬によるものもあるという誤解がある（9.1％）。現状ではインスリンの内服薬はないこと，インスリンは注射でないと効果がないことなどを伝えたい。

言葉遣いのポイント

「インスリン」という言葉は，認知率は高くよく知られているが（95.2％），理解率（78.3％）とはやや差があり，言葉は知っていても意味を正しく理解していない人がいる。正しい意味が伝わるように明確に説明したい。

不安を和らげる

インスリンによる糖尿病治療を導入する患者は不安が大きく，インスリン治療に抵抗を感じる人も多い。一連の治療の経過や今後の見通しを詳しく説明し，現在がどの段階に位置しているのかを明確に伝えたい。そうすることで，インスリンに対する誤解や心配を軽減するのに効果がある。

ここに注意！

「インスリン」「インシュリン」で語形のゆれがある。日本糖尿病学会などでは「インスリン」に統一しており，現在は「インスリン」を使うことが一般的である。一方，「インシュリン」は以前によく使われた語形であり，現在でも「インシュリン」の語形になじみのある人も多い。

関連語

自己注射（類型B）

患者が自分で注射を打つこと，または家族に打ってもらうことです。決められた時間に決められた量を注射するために，医師の指導のもと，自宅などでインスリンを注射します。

自己注射には，医療機関で注射を受ける以上に抵抗感を持つ人が多いので，患者の不安を軽減するように説明方法を工夫したい。

類型B　明確に説明する　B-(1) 正しい意味を

15　ウイルス　virus

［複合］　ノロウイルス（類型B）
［関連］　抗生剤（類型B）　細菌（類型B）　インフルエンザ（類型B）

まずこれだけは

細菌よりも小さく，電子顕微鏡でないと見えない病原体

少し詳しく

細菌よりも小さく，電子顕微鏡でないと見えない病原体です。**抗生剤**（抗菌薬→13 MRSA の（関連語））が効きません。

時間をかけてじっくりと

病原体の一種で，細菌よりずっと小さく，電子顕微鏡でやっと見えるくらいです。**細菌**は自分で増えることができますが，ウイルスはほかの生物の中で増えて病気を引き起こします。細菌には抗生剤（抗菌薬）が効きますが，ウイルスには効果がありません。

こんな誤解がある

細菌との区別がつかない人が多い（誤解率22.6％）。特に，ウイルスが原因である風邪に，抗生剤が効くと思っている誤解が多い（30.9％）。細菌には抗生剤が効くが，ウイルスには抗生剤が効かないことを説明する必要性は高い。

言葉遣いのポイント

(1)「ウイルス」という言葉の認知率は極めて高いが（99.7％），その意味を正しく理解している人は意外に少ない（理解率64.6％）。意味が正しく理解してもらえるよう明確な説明を加えることが望まれる。

(2)「ノロウイルス」（→ 複合語 ）「インフルエンザウイルス」（→ 関連語 インフルエンザ）など，具体的なウイルスに即して説明することも効果的である。

患者はここが知りたい

最近は抗ウイルス剤が開発されつつあるが，多くのウイルスは抗生剤が効かないことなどを説明すると，ではどうやってウイルスを退治すればよいのかという疑問が，患者にはわいてくる。人のからだに備わった免疫の力によって，ウイルスを退治していくことを，免疫の仕組みとともに分かりやすく説明することが効果的である。

複合語

ノロウイルス（類型B）

腹痛や下痢・嘔吐（おうと）などの症状を起こすウイルスの一種です。人のからだの中で増える性質を持っているため，感染している人の糞便（ふんべん）や吐いた物に大量に含まれています。このため，手や器物などを通して食品にくっつき，その食品を食べた人に感染し流行します。したがって，よく手を洗うなどして予防することが非常に大切です。また，ウイルスを含む食品による食中毒が原因のこともありますので，よく火を通してから食べることが予防に効果があります。

ノロウイルスに効く薬は現在のところありません。強い症状は一日から二日程度で治まりますが，その後もからだの中にウイルスが残っていることが多いので，感染を広げないよう注意が必要です。

「ノロ」という名は，このウイルスが発見された米国のノーウォーク（Norwalk）という町の名に由来します。平成14年の国際ウイルス学会で「ノロウイルス」と正式に命名されたことで，この言葉が急に広まり始めましたが，ウイルス自体は昔からいて別の名前（「小型球形ウイルス（SRSV）」）で呼ばれていました。

近年しばしば流行するので，正しい知識を広める必要性の高い言葉である。

類型B　明確に説明する　B-(1)　正しい意味を

関連語

インフルエンザ（類型B）

　インフルエンザウイルスによって起こる，呼吸器の感染症です。今ではあまり聞かなくなりましたが，「流行性感冒」（略して「流感」）と言われるように，短い期間に大流行するのが特徴です。普通の風邪とは違って，のどが痛み，高熱が出て，筋肉痛や全身のだるさなど激しい症状が出ます。悪化すると，さらに肺炎や中耳炎や脳炎などを起こすこともあります。抗生剤はウイルスに効きませんから，インフルエンザの場合も抗生剤は処方しません。

　なお，「インフルエンザ菌」「インフルエンザ桿菌（かんきん）」というものがありますが，これらは細菌の名前であり，インフルエンザウイルスとは関係ない別のものです。

　近年よく話題になる「鳥インフルエンザ」のインフルエンザウイルスは人で流行しているインフルエンザウイルスとは違うものです。しかし，このウイルスが突然変異を起こして人に感染する可能性は十分あります。そうなると爆発的に大規模な感染になることが予想されています。

　大変なじみのある言葉であるが，感染の仕組みや治療の方法などについて正しく理解していない人も多い。また，鳥インフルエンザなどの登場により，新しい問題も生じているので，正しい理解を広める必要性は高い。

■診察室から②

自分の声

「病院の言葉」委員会の仲間の外科医M先生から，先生は診察室での自分の姿をビデオに撮っていると聞いた。自分がどんな態度でどのようにしゃべっているか，ふと気になり，診察室で患者さんに話をする自分にカメラを向けて写してみたそうだ。

初めて自分の姿を見た感想は「ガマの油のガマ蛙のように冷や汗もので恥ずかしかったです。自分では患者の方を向いて話したつもりが，ちっとも見てないんですよ。大変勉強になり，時々撮影しています」ということだった。

ぼくも患者さんと話す様子を録音してみた。最新のICレコーダーは，万年筆のようにコンパクトで白衣の胸のポケットにすっぽり収まり，診察室や処置室を忙しく動いても，自分の声をすべてとらえてくれる。

おそるおそる再生してみると，自分では共通語のつもりが，郷里の山形なまりに栃木のしり上がりのアクセントが加わった奇妙な言葉が流れてきて，がっかりした。一番の目当ては，初診の患者さんへの問診の場面と，検査結果や病気の説明をする場面である。自己採点をすると，その人その人に合った分かりやすい言葉を選び，相手の反応も確かめながらゆっくりと話をしていてまあまあ合格点だった。でも，これはきっと録音を意識していつもよりも丁寧にしゃべっていたからだろう。ということは，いつもスイッチ・オンにしておけば，もっとましな医者になれる魔法の機械かもしれない。

開業医の大先輩で「実地医家のための会」の創始者永井友二郎先生は，90歳の今も三鷹市の永井医院で，まるで仙人のように，日に四，五人の患者を診ておられ，笑いながら「雑談療法ですな」とおっしゃる。仙人によれば，この雑談療法の神髄は，自分がしゃべるよりも患者さんの話をとことん聴くことにつきるそうだ。

自分のしゃべり方がどうのこうのと言っているようではまだまだ青二才で，仙人の境地ははるかかなたである。

類型B　明確に説明する　B-(1) 正しい意味を

16 炎症（えんしょう）（感染による場合を例に）

[関連] **細菌**（さいきん）（類型B）　**ウイルス**（類型B）　**白血球**（はっけっきゅう）（類型B）
　　　アレルギー（類型B）　**膠原病**（こうげんびょう）（類型B）

まずこれだけは

からだを守るために，からだの一部が熱を持ち，赤くはれたり痛んだりすること

少し詳しく

からだに侵入して悪さをする**細菌**や**ウイルス**（→15）と，からだを病気から守る働きをする**白血球**（→関連語）が戦うと，赤くなったり熱を持ったりする「炎症」が起きます。細菌やウイルスが白血球にやっつけられると，膿（うみ）になって出てきます。

時間をかけてじっくりと

からだが，何かの有害な刺激を受けたときに，これを取り除こうとして防御する反応が起こります。普通は，その反応の起きている場所は熱を持ち，はれ上がり，赤みがさし，痛みを感じます。これを「炎症」と言います。

「肺炎」「皮膚炎」など，「〇〇炎」という病名がたくさんありますが，これらはその部分が炎症を起こしている病気です。例えば，肺炎は，肺に入ってきた細菌やウイルスに抵抗するために炎症を起こす病気です。**アレルギー**（→36抗体）の場合も，外から入ってくる物質に反応して炎症を起こします。

こんな誤解がある

(1) 炎症は皮膚の表面に現れる症状だけのことだと誤解している人がいる。

そうした症状としてだけでなく，生体防御反応の仕組みとして理解してもらうことが，患者の治療への意識を高めるためにも重要である。
(2) 炎症を完全に止めたり，抑えたりすることを望む患者がいる。炎症を必要以上に抑えることは，からだを守る働きを弱める場合もあることを，必要に応じて説明したい。

言葉遣いのポイント

(1)「炎症」という言葉はよく知られており，患者にとってもなじみはある（認知率98.4％）。しかし，正しく理解している人ばかりではない（理解率77.4％）。赤くはれて熱を持つ症状であることは理解していても，生体防御反応の仕組みを正しく理解している人は少ないと考えられる。患者が，病気やけがの治療や予防，あるいは健康管理を適切に行うためにも，生体防御反応の側面を理解してもらえるような説明が求められる。

(2) いきなり「○○炎」と言っても，患者には具体的なイメージがつかめないことが多い。「○○に細菌が侵入してきて悪さをしています。白血球が細菌と戦っているので，痛くて熱が出るのです」などと言い，その後「炎症」の説明に入ると，説明が伝わりやすい。

ここに注意！

アレルギーや膠原病（→20）など，感染症以外の炎症について，(少し詳しく)(時間をかけてじっくりと)に示したような表現で説明することは難しい。その場合は，アレルギーは「外から入ってきたものを敵と見なして排除することにより起こる炎症」で，膠原病は「からだの中にあるものを敵と誤認して攻撃することによる炎症」であることを説明したい。

関連語

白血球（類型B）
　血液の中にあって，からだを病気から守る働きをしています。からだの中に入ってくる細菌やウイルス（→15）と戦います。

類型B　明確に説明する　B-(1) 正しい意味を

> ❗ 認知度は高いと思われるが，どんな役割をしているかまでは，知っている人は少ない。白血球がかかわる病気やからだの仕組みを説明する場合は，それが果たしている役割についても，説明することが望ましい。

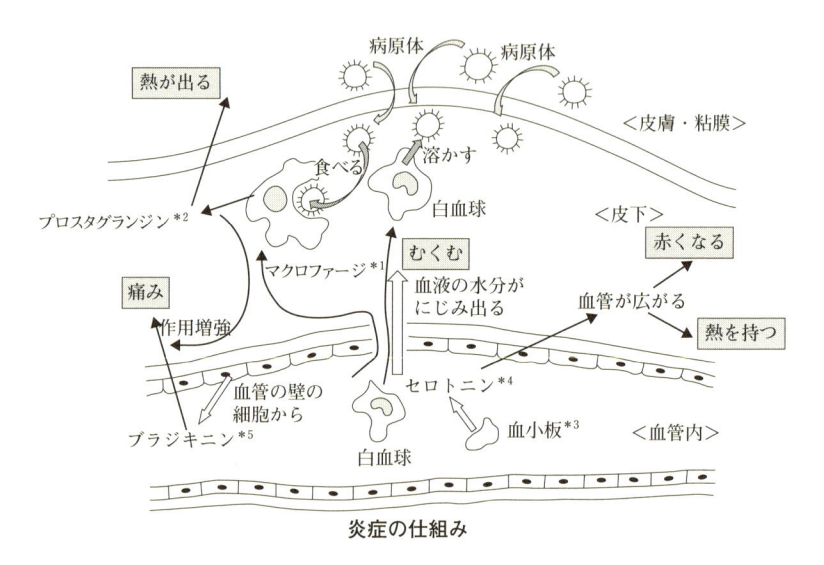

炎症の仕組み

＊1　マクロファージ：病原体を食べる細胞。「大食細胞」とも言う。
＊2　プロスタグランジン：熱を出す物質。
＊3　血小板：血液に含まれている細胞の一種。他に赤血球，白血球がある。
＊4　セロトニン：血管をいったん収縮した後，最後に血管を広げる物質。
＊5　ブラジキニン：痛みを起こす物質。

■言葉②

説明に使う言葉も一工夫

　説明してもらったけど，かえって分からなくなった——詳しく丁寧に話したつもりなのに，患者さんは首をかしげるばかり。そんな経験はありませんか。それはもしかしたら説明に使っている言葉自体に問題があるのかもしれません。
　循環する，就寝する，老廃物，保護，治癒——診察の場面でよく登場する言葉です。医学の専門用語ではなく，そう難解というわけではありません。ただ，こうした漢語はもともと書き言葉で使われるものです。聞いただけでは，なかなか理解しにくいこともあります。特有の堅苦しい語感が，不安で落ち着かない患者の緊張感を増してしまいます。

漢語には，あいまいさが少なく，的確に示せるという利点もあります。しかし，どうしても漢語を使わなければ，正しく伝えられないという場面は，そうたくさんはないように思います。誤解のない範囲で，循環する→めぐる，就寝する→寝る，老廃物→古くなっていらなくなったもの，保護→守ること，治癒→治ること，といった日常会話で使うような和語（やまとことば）で言い換える工夫をしてみませんか。ぐっと患者との距離が縮まるはずです。

　分かりやすい文章を書くコツは「話すように書く」ことと言われます。となると，分かりにくい話し方は，「書くように話す」ところに原因がありそうです。漢語には同音異義語が多く，発音だけでは区別できないものもあります。「効果」と文字で書けばはっきり分かりますが，ためしにコウカと日本国語大辞典（小学館）で引いてみましょう。高価，降下，硬化…と，なんと70以上ものコウカが現れます。たいていは話の内容から区別がつくでしょうが，「ききめ」と表現すれば，間違えようがありません。

　漢語だけでなく文語的な表現にも，要注意です。文書に「著しく急を要する」と書けば，重々しく権威ありげな効果が出ますが，口頭で「著しく急を要しますね」と言っても，すぐには意味が通じにくく，どこか空々しく響いてしまいます。「大変急ぐ必要があります」「急がないといけません」などとした方が，ずっと分かりやすく，相手の胸にすとんと落ちます。「書く」ときと「話す」ときで，言葉の選び方を意識して変えることが大切です。

　堅苦しく，古めかしい漢語・文語と一見，対極にあるのが外来語です。若い世代には，「数値が上昇する（低下する）」より「アップする（ダウンする）」と言った方が受け入れられやすいのは確かです。しかし，年齢が高くなればなるほど，外来語は縁遠く感じられ，意味が通じない場合も出てきます。これも和語で「上がる」「高くなる」（「下がる」「低くなる」）と言い換えるのが適切でしょう。医学の専門用語でもないし，一般に使われているから構わないのではと，不用意に使うのは慎みたいものです。

　易しい言葉に言い換えると，どうしても表現が長くなりがちです。いっぺんにたくさんの情報を伝えようとすると，説明するのに時間がかかり，患者の集中力が途切れてしまいます。まずは大まかな知識を与え，例を挙げて具体的なイメージを持ってもらい，理解が進んだところで，正確な知識をだんだんと肉付けしていくやり方が効果的ではないでしょうか。

類型B　明確に説明する　B-(1) 正しい意味を

17　介護老人保健施設(かいごろうじんほけんしせつ)

[関連]　**介護老人福祉施設**(かいごろうじんふくししせつ)（類型B）　**介護療養型医療施設**(かいごりょうようがたいりょうしせつ)（類型B）
　　　　介護療養型老人保健施設(かいごりょうようがたろうじんほけんしせつ)（類型B）

まずこれだけは

病状が安定した高齢者が介護や医療を受ける施設
老健施設(ろうけん)
老健

少し詳しく

　病院での入院治療は終わったけれど，自宅での生活に戻るにはまだ支障のある人が，リハビリをしながら，介護や医療を受けられる施設です。

時間をかけてじっくりと

　病状が安定しており，入院して治療を受ける必要はない高齢者が，リハビリを中心に医療や看護・介護を受けることのできる施設です。高齢者の自立を支援し，家庭への復帰を目指します。費用は，介護保険の給付と自己負担とでまかなわれます。自宅で生活ができるようになるまでの間，一時的に入ることができます。

こんな誤解がある

(1) 介護保険施設の介護保険制度上の名称は，「**介護老人福祉施設**」「**介護療養型医療施設**」「**介護療養型老人保健施設**」など，語形が長く分かりにくいものが多い。また，制度も複雑で混乱が生じやすい現状がある。言葉と制度の分かりにくさから，区別できていない人が多い。
(2) マンション賃貸料金並みの費用がかかるという誤解が多い（27.2％）。

また，相部屋で団体生活をする（17.7％），医療の設備は整っていない（15.1％）などの誤解もあり，どんな施設かがよく理解されていない。

言葉遣いのポイント

(1) 認知率は高い（89.3％）が，理解率が低く（59.6％），説明の必要性の高い言葉である。まずは，（まずこれだけは）に示した説明表現などで，大体のところを理解してもらい，必要に応じて詳しく説明したい。
(2) 医療・介護関係者は普通，「老健施設」「老健」を略語として使っている。「介護老人保健施設」は介護保険制度上の正式名称だが，文書などでこの言葉が用いてある場合も，この分野になじみのある人に伝える場合は，上記の略語を使う方が分かりやすい。

ここに注意！

(1) 介護保険施設になじみのある人の間では，「介護老人福祉施設」は「特養」，「介護療養型医療施設」は「老人病院」と呼ばれることが多い。それぞれ，介護保険制度ができる以前に「特別養護老人ホーム」「老人病院」と呼ばれていたものが，そのまま残っているものである。内容の理解に誤解がなければ，これらの以前からある名称を使う方が分かりやすい。
(2) 「介護老人保健施設」「介護老人福祉施設」「介護療養型医療施設」「介護療養型老人保健施設」は，いずれも介護を第一の目的としているが，医療をどの程度，どのように行うかが異なっている。医療者が患者や家族に，上記の四つの介護施設を紹介する場合は，それぞれの介護施設で医療がどの程度受けられるのか，その費用負担がどのようなものであるのかについて，具体的に分かりやすく説明するのが親切である。あいまいな説明で済ませると，施設に移ってから混乱する場合があるので，注意したい。
(3) 「老健」という言葉は，「年をとっても健康なこと」という意味で使われる場合もあり，この意味しか載っていない国語辞典も多い。介護保険施

設になじみのない人は「老健」という言葉を分かりにくく感じる場合もあるので，注意が必要である。
(4)「介護老人保健施設」を「老健」と略することは言葉の節約になり，分かりやすくする一つの方法ではあるが，「言葉を短くすることは，ぞんざいに扱うことに通じる」と考える人もいる。特に，自分が知らない短縮形を使われると，ばかにされたと感じる人もいるので，注意が必要である。この分野の言葉にどの程度なじみがあるかにより，短縮の程度を変える心遣いがあってもよい。

患者はここが知りたい

制度上のことでいくつかの疑問がよくある。それぞれ次のような内容を説明したい。

Q：一生入れるのか？
A：自宅で生活ができるようになったら出なければならない。
Q：費用はどのくらいかかるか？
A：介護保険による給付と，入所者の負担（給付の一割）でまかなわれる。介護保険で支払われる額は介護度により変わる。
Q：入居サービス以外にはどのようなサービスがあるのか？
A：多くの施設では1～2週間のショートステイ（短期入所，宿泊介護）と，デイサービス（日帰り介護，通所介護）を合わせて実施している。

■診察室から③

先生に悪い──医師に遠慮はいらない

　「先生に悪いから」と遠慮をする患者さんがいる。

　例えば，いつもの治療のほかに水虫の薬がほしいが，先生が忙しそうだからと黙って帰ってしまった人，テレビ番組を見て自分にも脳動脈瘤があるのではと急に心配になったが，笑われそうなので言えなかった人，薬が多いので減らしてもらいたいが，先生が機嫌を悪くするのではないかと頼めない人などである。

　だが，医師に遠慮をすることはない。いや，遠慮をせずに何でも言ってもらった方がありがたい。ご本人が告げるはずだった重大な病気のサインとなる症状をもし聞き逃したとしたら，命にかかわることもあるからだ。

　自分の苦い経験から得た知恵は，診療を終えた後，患者さんにただひと言「ほかに何かありませんか」と聞くことである。そうとわかっているのに忙しいとつい忘れてしまうので偉そうなことは言えないが，日ごろから患者さんのどんな小さな注文にも，どんな訴えにも「笑わず・怒らず」きちんとマメに相談に応じる態度をとることが大切と思っている。

　もう一つ患者さんが「先生に悪い」と思うのは，病院や医者を変えたいと考えたときである。ある病院で病気が見つかり手術を勧められたが，友人から違う病院でやってもらった方がいいと言われた。だが，これまで親身にしてくれた先生になかなか言い出せずに困る人も多い。

　（A）「○○病院に移って手術を受けたい」
　（B）「○○病院の△科の先生に相談して意見を聞きたい」

　今は，どの病院でも，A・Bどちらの場合でも，快く紹介状を書いてくれたり，また検査のフイルムなどの資料もすべて貸してくれるので遠慮は全く無用である。病院の受付で堂々と頼んでください。

　（B）は「セカンドオピニオン」と言って，主治医と違う病院の医師の説明を受けて参考にすることである。相談の結果，やはり前の病院がよさそうなときは，また元に戻って手術を頼むのも，もちろんオーケーである。

　一生に一度あるかないかの手術を受けるのであるから，どの病院のどの先生がよいか，とことん吟味すべきである。

　それでも迷ったときは気心の知れたかかりつけの医者に相談をしてはどうか。患者側の代理人としてうまく事が運ぶように段取りをするのも医者の仕事である。

類型B　明確に説明する　B-(1) 正しい意味を

18　潰瘍（かいよう）

［関連］　炎症（えんしょう）（類型B）　糜爛（びらん）（類型A）

まずこれだけは

病気のため，からだの一部が深いところまで傷ついた状態
ただれ

少し詳しく

病気のために，粘膜や皮膚の表面が炎症（→16）を起こしてくずれ，できた傷が深くえぐれたようになった状態です。

時間をかけてじっくりと

「潰（かい）」は「くずれる」こと，「瘍（よう）」は「からだの傷やできもの」のことで，「潰瘍（かいよう）」は「からだの一部がくずれてできた傷」という意味です。同じようにしてできた傷でも浅い場合は「糜爛（びらん）」と言います。

こんな誤解がある

(1)「胃潰瘍（かいよう）」「十二指腸潰瘍」などの言葉でなじみがあることもあり，「潰瘍」そのものを病気の名前だと誤解している人が非常に多い（46.4％）。状態を表す言葉であることが伝わるようにしたい。

(2)「潰瘍型のがん」「潰瘍性の大腸炎」など，病名の診断に用いられる場合の「潰瘍」を，「胃潰瘍」などの「潰瘍」から類推して，軽く考えてしまう人もいる。この言葉を使う場合，患者が混同していないか，注意が必要である。

18. 潰瘍

言葉遣いのポイント

(1) 「カイヨウ」という耳で聞く言葉にはなじみがある人が多いが、漢字は「潰(かい)」も「瘍(よう)」も義務教育では学ばないこともあり、なじみのない人が多い。そのため、言葉は知っていても（認知率97.4％）、意味を正しく理解してもらえない可能性がある（理解率73.8％）。漢字を書いて、（時間をかけてじっくりと）のような説明を加え、きちんと理解してもらえるように工夫するのが、望ましい。

(2) 「潰瘍が起きる主な原因は、血液循環の悪さ、物理的あるいは化学的な刺激、ストレスなどです。俗に『ストレスで胃に穴が開いた』などと言いますが」と言ってから潰瘍の説明に入ると、患者の関心を高める効果が期待できる。

ここに注意

図を描いて説明すると効果的である。例えば、胃の壁の断面図で、粘膜の表面から深くまでえぐれているところを示すとよい。正常な状態、びらん(びらん)、潰瘍(かいよう)の三段階が分かるように図示すると、さらに効果的である。

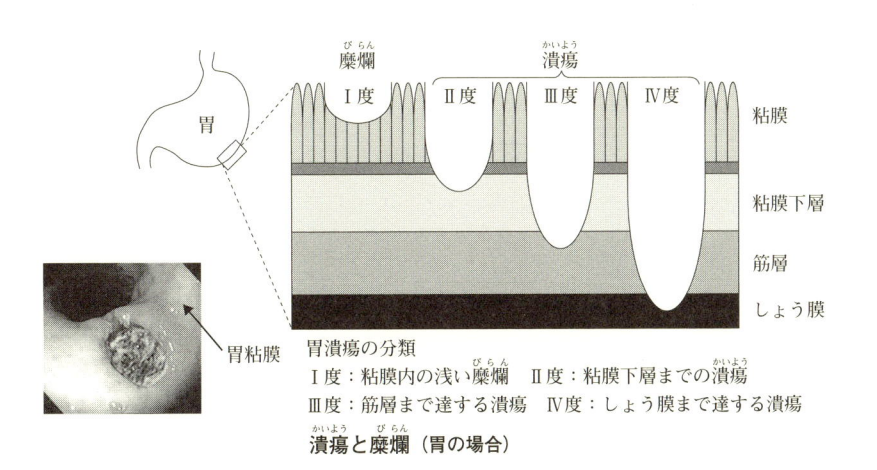

胃潰瘍の分類
Ⅰ度：粘膜内の浅いびらん　Ⅱ度：粘膜下層までの潰瘍
Ⅲ度：筋層まで達する潰瘍　Ⅳ度：しょう膜まで達する潰瘍

潰瘍とびらん（胃の場合）

（縦書き）日常語で　正しい意味を　踏み込んで　混同を避けて　普及を図る

類型B　明確に説明する　B-(1) 正しい意味を

19　グループホーム　group home（認知症患者の場合を例に）

［関連］　**ケアホーム**（類型B）　**ケアハウス**（類型B）
　　　　　認知症対応型共同生活介護（類型B）

まずこれだけは
認知症患者が専門スタッフの援助を受けて共同生活をする家

少し詳しく
認知症の高齢者が少人数のグループ単位で共同生活を送る住居です。専門のスタッフが一緒にいて洗濯や食事などの援助をしてくれます。

時間をかけてじっくりと
認知症のお年寄りが少人数のグループ単位で共同生活を送る住居です。部屋は個室、居間や台所は共同で、洗濯や食事の準備などはスタッフとともに行い、認知症が進むのを抑えることができます。施設ではなく一般住居に近い家庭的な雰囲気があります。家にいる感じで生活できるので、不安を軽くすることができます。

こんな誤解がある
(1) 高齢者同士が助け合って暮らす施設だという誤解が多い（35.2％）。専門のスタッフが援助してくれることを伝えたい。
(2) 認知症の治療施設だという誤解がある。治療の場ではなく生活の場であることを伝えたい。
(3) 「ケアホーム」「ケアハウス」との違いが分からない人が多い。「**ケアホーム**」は、障害者用の施設、「**ケアハウス**」は、認知症でない人の老人ホームの一つで、それぞれ全く別のものである。

19. グループホーム

言葉遣いのポイント

「グループホーム」は現状では，認知率（71.8％）に比較して理解率は低い（46.7％）。「グループ」も「ホーム」も理解しやすく，語形は分かりやすいので，意味や内容を説明する言葉を必ず添えるようにしたい。

患者はここが知りたい

(1) 入るためにはどのような条件が必要なのかを知りたいと思っている人が多い。認知症の人ならだれでも入れるというわけではなく，要介護1以上であることが必要な一方で，著しい精神症状や行動異常のある人は入れないことを伝えたい。

(2) どのぐらい費用がかかるか，補助金があるのかを知りたいと思う人も多い。費用のあらましや，保険の扱いなどについて説明したい。

ここに注意

(1) 「グループホーム」は，認知症患者が共同生活をする「家」のことを指すのが一般的であるが，そうした家での「サービス」を指す場合もある。このサービスを指す介護保険法での正式名称は，**「認知症対応型共同生活介護」**である。

(2) 以上に記したような認知症患者のためのグループホームが多いが，精神障害者，知的障害者のためのグループホームもある。その場合は，上記の説明を参考に説明の仕方を工夫する必要がある。

(3) グループホームは，障害のある人が特別な施設ではなく，地域社会にある一般家庭に近い住居で生活できるようにしようという考え方に基づいて，ヨーロッパで生まれた。日本でも，知的障害者・精神障害者のものから始まり，近年は介護保険制度によって認知症の高齢者のものが一般的になってきた。

類型B　明確に説明する　B−(1) 正しい意味を

20　膠原病(こうげんびょう)

[関連]　炎症(えんしょう)（類型B）　免疫(めんえき)（類型B）　自己免疫疾患(じこめんえきしっかん)（類型A）
　　　　結合組織(けつごうそしき)（類型B）　アレルギー（類型B）

まずこれだけは

　自分のからだのある部分を敵と間違えて，激しい反応を全身に起こしてしまう病気

少し詳しく

　からだの中で敵から自分を守ってくれている物質が，自分のからだのある部分を敵だと間違えて，攻撃するようになったために起きる病気の一種です。皮膚・血管・関節などに激しい炎症（→16）を起こします。

時間をかけてじっくりと

　からだの中で敵から自分を守ってくれている物質が，何らかの原因によって，自分のからだのある部分を敵だと間違えて，攻撃するようになったために起きる，免疫（→関連語）の異常による病気です。全身の皮膚・血管・関節などで炎症が起きますが，特に，関節で起きたものを，関節リウマチと言います。「膠」(にかわ)は木工品などに使われる接着剤の意味で，「膠原」(こうげん)とは，にかわのもとになる，からだの中にある物質，コラーゲンのことです。皮膚と筋肉，細胞と血管などをつなぐ結合組織（→関連語）にコラーゲンが多く含まれていると言われています。

こんな誤解がある

　「コウゲンビョウ」と聞くと，「高原病」を思い浮かべて，高原でかか

る病気だと誤解する人がいる。また，「抗原病」を思い浮かべて，抗原の病気だと誤解する人もいる。誤解を避けるには，漢字で「膠原病」と書きながら，(時間をかけてじっくりと)に記したような説明を加えるとよい。

言葉遣いのポイント

(1) 「膠原病」という言葉は，比較的知られているが（認知率82.1％），理解率はかなり低い（39.3％）。また，耳で聞いても正しい漢字を思い浮かべにくいので，説明を付けずにそのままで使うことは避けたい。患者の理解度を確かめながら，病気の仕組みを丁寧に説明するようにしたい。

(2) アレルギーについては，起こる仕組みを知っている人が比較的多いので，膠原病とアレルギーとを比較して説明すると，患者の理解を助ける効果が期待できる。**アレルギー**（→36抗体）は，外から入ってきたものを敵と見なして攻撃して排除しようとするときに起きるが，膠原病は，中にあるものを敵と誤認して起きるものであることを分かりやすく説明したい。

ここに注意！

(1) 病気の仕組みを説明する際に，免疫反応に関して「**抗原**」（→36抗体）という言葉を用いることがある。この場合，「膠原」と「抗原」が同音となるため，聞く方は混乱しやすいので，注意したい。

(2) 「膠原」あるいは「結合組織」がどのようなものであるかが分かりにくいので，具体的に絵に描いたり，模型などを見せたりして説明するのがよい。

関連語

免疫（類型B）

ある病気に一度かかると，二度目は軽く済んだり，かからなくなったりすることです。生物が自分のからだにとって害になるものを識別して攻撃して排除する働きです。

「免疫」という言葉はよく知られているが，その仕組みを正しく理

類型B　明確に説明する　B-(1) 正しい意味を

解している人は多くないと考えられる。膠原病に理解を深めてもらうためにも，免疫の仕組みを分かりやすく説明したい。なお，36抗体の挿絵「免疫の仕組みと抗体」(P.125) も参照。

自己免疫疾患（類型A）

通常はからだの外から入ってくる異物を排除する働きをする免疫ですが，誤って自分のからだのある部分を敵だと思って攻撃してしまう病気です。皮膚，血管，関節などに炎症（→16）を起こす場合が多く，炎症が全身に及ぶ場合の代表的なものが膠原病です。

結合組織（類型B）

からだの中で細胞同士を結び付けたり，細胞に栄養を送り込んだりする組織です。全身にゆきわたっており，関節や皮膚，血管に多くあります。

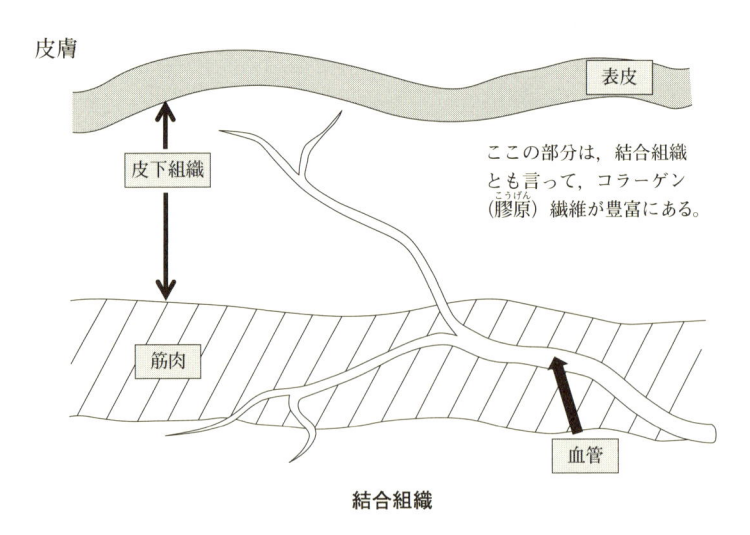

皮膚

表皮

皮下組織

ここの部分は，結合組織とも言って，コラーゲン（膠原）繊維が豊富にある。

筋肉

血管

結合組織

━━━
■中間報告に寄せられた意見③

教育や研修に使いたい

「病院の言葉」がいかに分かりにくいか，医学教育にかかわる医師でも十分には理解されていない現状があります。中間報告の冊子を使って，参加型学習会などができないかと考えています。(医師・40代)

医師研修のプログラムに是非取り入れて，コミュニケーションスキルの習得に役立てたいと思います。(医師・40代)

　地域保健活動を行う学生に対して，地域住民への説明の際に分かりやすく説明するための参考とします。(医師・60代)

　私は保健師養成の科目を担当しています。学生は，家庭訪問，市町村における健康教育の実習があります。その際いかによい人間関係を作り，分かりやすく専門的な用語をかみくだいて説明するか苦心するところです。(医療系の教員)

　特にインフォームドコンセントを将来行う医学部の学生の教育に実際に活用されることを期待します。また，患者が「病院の言葉を分かりやすくした用語集」を容易に活用できる環境の提供も必要だと考えます。(医学系の教員・40代)

　これをきっかけに，多くの専門用語を普通の言葉に言い換える気遣いが広がることを願います。逆に，このように言い換えるのだということでお手本・教習本のようになると，この内容が「暗記物」のように解釈されてしまうかもしれません。そうなると，この内容が示唆する重要な汎用性の高い技能につながりません。そこに注意して，利用することを勧めたいと思います。(医師・40代)

　今回の「提案」を基に語句を増やすことを，病院が主体的に行っていくことが重要だと考えています。しかし，この提案の目的，患者中心の医療の本質的な部分を医療従事者全体が一致していないことが問題だととらえています。今後，看護者として，この「提案」を看護の実践者への教育に活用していきたいと思います。(看護師・50代)

　現場ではとても助かります。院内の委員会でも安易に使用される用語に対し，異論を出すたびに疲労感を覚えています。冊子の提示により理解の助けになると思います。(看護師・50代)

21 腫瘍（しゅよう）

[複合] **悪性腫瘍**（あくせいしゅよう）（類型B）　**脳腫瘍**（のうしゅよう）（類型B）
[関連] **浸潤**（しんじゅん）（類型A）　**転移**（てんい）（類型B）

まずこれだけは

細胞が異常に増えてかたまりになったもの

少し詳しく

細胞が異常に増えてかたまりになったものです。ある場所にとどまって大きくなるだけの良性の腫瘍と，治療が必要な悪性の腫瘍があります。**悪性腫瘍**（→29）はがんとも言います。

時間をかけてじっくりと

細胞が異常に増えてかたまりになったものです。悪性のものは，周囲を壊しながら広がったり（**浸潤** →6），離れたところに飛び移ったり（**転移** →6浸潤）します。悪性の場合は治療が必要なので，まずは詳しく検査しましょう。良性ならその場所にとどまっているだけなので，放っておいても大丈夫です。

こんな誤解がある

「腫瘍」という言葉の受け止め方は，患者によって異なり，次のような過度な不安につながる誤解と，過度な楽観につながる誤解とがある。
- 腫瘍はがんと同じものである（22.6%）。
- 良性の腫瘍であっても，やがてはがんになる（20.5%）。
- 良性腫瘍は絶対にがんにはならない（23.6%）。

患者の反応を見ながら，不安や楽観を解いていく工夫が必要である。

21. 腫瘍

言葉遣いのポイント

　「腫瘍（しゅよう）」という言葉はよく知られている（認知率99.1％）が，言葉を知っている人のすべてが，その意味を正しく理解しているわけではない（理解率76.0％）。また，漢字の「腫」も「瘍」も，義務教育では学ばないので，なじみがなく，意味の類推がききにくい。漢字を書き，「腫」は「はれる」，「瘍」は「できもの」のことで，「腫瘍」は「はれたできもの」を意味することを伝えたい。

不安を和らげる

(1) 良性か悪性かを見分けるために検査が必要なことを述べるときには，良性の場合は転移などの心配が要らないことを，あらかじめ伝えておくのが望ましい。検査を受ける前から必要以上に不安に陥らないよう，(時間をかけてじっくりと)などの表現を用いて，安心して検査を受けられるよう配慮したい。

(2) 検査の結果が良性であった場合，良性であることを伝えるだけでなく，腫瘍（しゅよう）が周囲を壊しながら広がったり（浸潤），離れたところに飛び移ったり（転移）する心配はないことを，明確に伝えるのが望ましい。検査結果が出るまで不安だった患者の気持ちを思いやり，よい検査結果をともに喜びたい。

(3) 検査の結果が悪性であった場合は，その伝え方にはより一層配慮が必要になる。「**悪性腫瘍**」（→29）の項を参照してほしい。

ここに注意！

(1) 「がん」の告知において，「がん」と言わずに「腫瘍（しゅよう）」などの言葉で遠回しに話を始めた場合，患者は「では何という病気なんですか？　がんではないのですか？」のように，質問を返してくる場合がある。そのときにはどのように答えるかをあらかじめ想定しておく必要がある。このように質問された時点で，いったん「がん」と認めて，次の説明に移った

（日常語で　正しい意味を　踏み込んで　混同を避けて　普及を図る）

73

類型B　明確に説明する　B-(1) 正しい意味を

　　方がよい患者と，あくまであいまいさを残して，次のステップに入る方
　　がよい患者とがいる。
(2) 脳にできる腫瘍（**脳腫瘍**）などの場合，良性であっても手術が必要なこ
　　ともある。この場合は，説明の仕方を変える工夫が必要である。

■調査②　医師に対する問題語記述調査
医師の困惑と工夫

　医師が患者とのコミュニケーションで問題に感じている言葉と，その言葉をめぐる具体的なできごとを広く収集することと，そうした問題の類型を見いだす作業に役立てることを目指して，インターネットで調査を行いました。
　まず，医師451人に対して，調査の趣旨を説明し，協力してもらえるかどうかを尋ね，同時に簡単な質問に回答してもらいました。この第一段階の調査で回答が得られた364人の中から，詳細な調査に協力する意向を示し，質問に積極的な回答をした300人を選び，二週間の期間中に随時回答を書き込んでもらう第二段階の調査を実施し，180人から回答が得られました。

［第一段階の調査での質問文］
　問１．あなたが患者やその家族とコミュニケーションする際に，理解してもら
　　　うことが難しいと感じたことがある言葉を，三つまでお答えください。
　問２．問1で回答した言葉について，あなたが，何か注意していること，工夫
　　　していることがあったら，自由にお書きください。また，その理由につい
　　　てもお書きください。

［第二段階の調査での質問文］
　問１．あなたや同僚が患者やその家族とコミュニケーションする際に，理解し
　　　てもらうことが難しいと感じたことがある言葉を，一つ挙げてください。
　問２．そのときのできごとについて，できるだけ具体的にお書きください。
　問３．その言葉について，あなたが，何か注意していること，工夫しているこ
　　　とがあったら，自由にお書きください。また，その理由についてもお書き
　　　ください。

　二つの調査を合算すると，問題に感じている言葉約800語，具体的なできごとや工夫約1,500件が集まりました。その全体は，http://www.kokken.go.jp/byoin/tyosa/kizyutu/ で公開しています。この800語を，「調査①」（→ P.40）で述べた，言葉の頻

度調査の結果得られた2,000語弱に足し込み，詳しく検討する言葉を選定するためのリストとしました。また，書き込まれたコメントは，個々の言葉の工夫を検討し，その類型を考える参考に使いました。

この本で取り上げた言葉については，時間をかけてじっくりと　こんな誤解がある　ここに注意　などの項目で，この調査で得られた医師の困惑や工夫をいくつか紹介しました。この本で取り上げていない言葉にも，困惑がよく表れているコメントや，参考になる工夫がいろいろとありました。いくつかを紹介します。

○「リスク」のニュアンスが伝わらない

「手術のリスクはいろいろある」といった場合の，不確定要素であるというニュアンスが伝わらない。「こういう困ったことが起こるかもしれないし，大丈夫かもしれないし，やってみないと分からない」というように説明する。

○「陰性」の意味を正反対に解釈された

夜中，時間外外来で高熱で受診した患者にインフルエンザの検査をしたところ，陰性の結果が出た。「高い熱が出ていますが，インフルエンザは陰性でしたよ」と伝えると，患者と家族から一斉に「やはりインフルエンザでしたか！」と言われて驚いた。それ以降は「インフルエンザではありません」と言うようにしている。

○「治りますか」という問いに適切に答えるのは難しい

しばしば患者から「治りますか」「治らないと言われた」という発言が聞かれるが，「治る」という言葉は医師は完治する場合に使う。完治することが難しい疾患では，治ることはないが症状の緩和はある程度できると答えるが，うまく伝わらない。

○「予後不良」であることを比喩で説明する

放置すればリスクのある疾患に対して自覚症状のない患者に，治療しなければ「予後不良」という場合の説明は難しい。自覚症状が少ないと別に治療しなくてもよいという気持ちを抱き，放置すれば起き得るリスクを，まるで自分とは無関係のように説明を聞いている人が多い。最近は，「高速道路の真ん中を歩いているようなものです」と説明している。

○「HbA1c」の数値を体温にたとえて説明する

「HbA1cが○○です。危険です」と言われても，数値では，患者さんは分からないと思った。体温にたとえ，値に30を足して説明する。6.6の人なら，「36.6度の体温の程度で，微熱程度ですがあなどれません」，10の人なら「40度です。自宅療養できない状態ですね。入院が必要です」と言うようにしている。

類型B　明確に説明する　B-(1) 正しい意味を

22　腫瘍(しゅよう)マーカー

まずこれだけは

がんがあるかどうかの目安になる検査の値

少し詳しく

がんがあるかどうかの目安になる検査の値です。がんがあると，健康なときには見られない物質が血の中に現れます。その物質があるかないか，増えているかいないかで，がんがあるかどうかの目安になるわけです。数値が高いときには，別の検査に進む目安となります。

時間をかけてじっくりと

がん細胞の表面には，正常の細胞では見当たらない物質があり，はがれて血液の中に流れ込みます。血液を調べてそれが見つかれば，がんにかかっていることが分かるわけです。がんの種類によってその物質は異なっており，それぞれの目安となる値が決められています。このような，がんであるかどうかを見る目印となる物質やその値のことを「腫瘍(しゅよう)マーカー」と言います。しかし，その値は個人の状態にも左右されますので，高い低いだけでははっきりしたことは言えません。したがって，数値の解釈は患者さんが自分だけで行うのではなく，医師の説明を受けて判断することが大事です。

こんな誤解がある

(1) 腫瘍(しゅよう)マーカーの値が正常値だからがんではない，がんが治ったなどのよ

うに誤解する人が多い（22.1％）。また，腫瘍マーカーが高い方が悪いがんであるなどと誤解する人もいる（12.9％）。
(2) 腫瘍マーカーの数値ががんの進行度を表していると誤解している人もいる（17.5％）。
(3) がん細胞が出す物質の方ではなく，検査に使う試薬のことを「腫瘍マーカー」と言うと誤解している人もいる（8.4％）。

言葉遣いのポイント

「腫瘍(しゅよう)マーカー」という言葉の認知率は比較的高いが（64.3％），理解率はまだ低く（43.5％），意味の説明を十分に行うことが求められる言葉である。

不安を和らげる

腫瘍(しゅよう)マーカーを万能に思って，過度に安心したり，過度に不安に思ったりする人が多いので，数値の解釈の仕方を丁寧に説明し，慎重な判断が大事であることを強調する必要がある。また，腫瘍マーカーだけに頼らず，定期的な検査をきちんと受けるように説明する必要がある。

ここに注意！

「マーカー」という言葉を目安，検査の値などの意味で用いるのは，一般の人には分かりにくいので，「がんかどうかを判定する目安」などと，説明を付けるようにしたい。
→コラム「コミュニケーション⑥　医師の説明〈悪い例・良い例〉」（P.166）

類型B　明確に説明する　B-(1) 正しい意味を

23 腎不全（じんふぜん）

［複合］**慢性腎不全**（まんせいじんふぜん）（類型B）
［関連］**肝不全**（かんふぜん）（類型B）　**心不全**（しんふぜん）（類型B）　**呼吸不全**（こきゅうふぜん）（類型B）

まずこれだけは
腎臓（じんぞう）の働きが大幅に低下した状態

少し詳しく
腎臓（じんぞう）の働きが悪くなり，からだの中の捨てなければならないものや余分な水分が，血液の中にたまってしまう状態です。

時間をかけてじっくりと
「腎不全」の「腎」は「腎臓」のこと，「不全」は「正常に働かなくなった状態」のことです。「腎不全」というのは「腎臓が正常に働かなくなった病気の状態」のことで，病気の名前にもなっています。からだの中をめぐってきた血液の中の要らないものや余分な水分は，腎臓の働きで尿として捨てられます。腎不全になると，捨てなければならないものが血液中に残ったままになり，からだと心の両面に悪影響が出てきます。

こんな誤解がある
「不全」という言葉から，「働きが十分でないだけで，まだまだ大丈夫」と軽く見る傾向がある。症状がなく痛みがないからといって，油断をすると危険であり，放っておいて悪化すると，命にかかわることもあることを伝えたい。

言葉遣いのポイント

(1)「腎不全」という言葉の認知率は高いが(96.7%)、意味を正しく理解している人ばかりではない(理解率71.6%)。正しい意味が理解してもらえるように丁寧に説明したい。
(2) 腎臓の働きがどれぐらい低下しているかが明確に伝わるように、例えば、「二十歳ごろを100%とした場合、今は○○%程度に低下しています」などと説明すると効果的である。

患者はここが知りたい

腎臓は腰のあたりに左右二つあるが、腎不全はどちらも同時にかかる病気か、それとも一方だけか、一般に、二つある(対をなす)臓器については、一方がなくても大丈夫か、という疑問が患者側にはある。この疑問について、例えば、次のように答えてみてはどうか。

「一般に二つある臓器は、一方が働かなくなるようなできごとが起きても、残った一つで働きが維持できます。ただし、腎臓病は二つある腎臓が同時に病気になり、同じように障害が進みます」

複合語

慢性腎不全(類型B)
　腎臓の働きが徐々に悪くなって、腎不全の状態になったもののことです。治りにくく長引くことを「慢性」と言います。少しずつ腎臓の働きが低下するのが「慢性腎不全」です。

関連語

「不全」の付く言葉(肝不全、心不全、呼吸不全など)(類型B)
　「不全」は、働きが十分でないというだけでなく、からだの大事な働きができなくなることで、危険な状態になる場合に使われる言葉です。「肝不全」は、肝臓の働きが悪くなって、肝臓で分解されて捨てられるはずの物質が、血液の中に残ったままになることです。「心不全」は、心臓の働きが悪くなり、心臓から血液が送り出せなくな

類型B　明確に説明する　B-(1) 正しい意味を

ることです。「呼吸不全」は，呼吸がうまくいかなくなり，血液の中に酸素が送り込めなくなることです。

■調査③　医療者に対する用語意識調査
患者が知らないのに医療者が使ってしまいやすい言葉

　この本で詳しく取り上げる候補として検討した言葉100語については，検討に先立ち，医療者がそれらをどのように使い，患者に理解してもらうことが，どの程度必要で，どの程度困難と意識しているかを把握する調査を行いました。インターネット上に調査ページを用意し，医療者にメールで依頼し，回答してもらいました。医師3,000人と看護師・薬剤師1,280人に依頼し，医師650人，看護師・薬剤師995人（看護師735人・薬剤師260人）から回答がありました。主要な質問文は次の通りです。

　問1．あなたは，以下の言葉を日常の仕事の中で，患者やその家族に対して使っていますか。以下の言葉それぞれに対して該当する項目をお選びください。
　　（1）そのまま使い，言い換えたり説明を付けたりはしない
　　（2）そのまま使うが，言い換えたり説明を付けたりしている
　　（3）そのままでは使わないで，別の言葉で内容や概念は説明している
　　（4）自分の仕事に関係はあるが，使う機会がない
　　（5）自分の仕事に関係ないので，使っていない
［問1で（1）（2）（3）と回答した人に］
　問2．あなたの仕事の場で，その言葉を，患者やその家族に理解してもらうことは必要ですか。次の四段階で御回答ください。
　　（1）全く必要ではない　　　（2）あまり必要ではない
　　（3）やや必要である　　　　（4）大いに必要である
［問1で（1）（2）（3）と回答した人に］
　問3．あなたの仕事の場で，その言葉を，患者やその家族に理解してもらうことが困難だと感じることがありますか。次の四段階で御回答ください。
　　（1）全くない　　（2）たまにある
　　（3）時々ある　　（4）しばしばある

　この調査によって，医療者が患者に対して言葉をどう使っているか，またどのような意識で使っているかを詳しく知ることができました。調査結果の詳細はホームページで公開しています（http://www.kokken.go.jp/byoin/tyosa/yogo/）。ここでは，問1の結果と，「調査④」（→ p.88）で述べる，非医療者に対する理解度等の調査の結果とを照らし合わせ，非医療者（患者）が知らないのに，医療者がよく使ってい

る言葉がどんなものであるかを紹介します。表は，非医療者の認知率が低い（60％未満）のに，医療者がよく使う（医師や看護師・薬剤師の50％以上が使う）言葉を抜き出し，医師の使用率の高い順に示したものです。

非医療者（患者）が知らないのに医療者がよく使う言葉

	医師			看護師・薬剤師			非医療者
	① そのまま使い，言い換えたり説明を付けたりはしない	② そのまま使うが，言い換えたり説明を付けたりしている	①＋② 使用率（その言葉を使う）	① そのまま使い，言い換えたり説明を付けたりはしない	② そのまま使うが，言い換えたり説明を付けたりしている	①＋② 使用率（その言葉を使う）	認知率（その言葉を見聞きしたことがある）
誤嚥	15.1%	67.3%	82.4%	13.9%	39.6%	53.5%	50.7%
HbA1c	6.3%	72.5%	78.8%	10.0%	55.4%	65.4%	27.2%
MRSA	3.1%	62.9%	66.0%	11.0%	39.6%	50.6%	33.3%
重篤	31.3%	34.4%	65.7%	8.5%	21.4%	29.9%	50.3%
間質性肺炎	3.1%	60.4%	63.5%	10.2%	30.2%	40.4%	23.4%
虚血性心疾患	5.5%	51.5%	57.0%	6.0%	25.8%	31.8%	42.3%
耐性	4.2%	50.0%	54.2%	11.2%	37.1%	48.3%	59.5%
予後	10.0%	43.8%	53.8%	12.7%	23.1%	35.8%	52.6%
塞栓	2.4%	51.2%	53.6%	7.6%	36.3%	43.9%	51.2%
生検	4.2%	48.8%	53.0%	5.2%	31.1%	36.3%	43.1%
イレウス	2.5%	49.7%	52.2%	8.5%	26.2%	34.7%	12.5%
緩和ケア	5.0%	45.6%	50.6%	6.0%	23.5%	29.5%	54.7%

　これらの言葉は，この本の類型Aに当たるものです（「緩和ケア」のみ類型C）。できればこうした言葉は使わずに日常語で言い換えることが望まれますが，病名やその一部として使われる言葉や，物質や細菌の名称など，使わざるを得ないものも少なくありません。

　表の数値を見ると，すべての言葉で，医師も看護師・薬剤師も，①の数値よりも②の数値が高く，言い換えや説明を行う医療者が多数派であることが分かります。多くの医療者は，その言葉を使うだけでは患者に伝わらないことを認識し，言い換えや説明を行っていることがうかがえます。しかし，中には，言い換えや説明なしに使う医師が30％以上もいる「重篤」や，医師または看護師・薬剤師の10％以上が言い換えや説明を行っていない「誤嚥」「HbA1C」「MRSA」「間質性肺炎」「耐性」「予後」など，患者に伝えようとする配慮が医療者全般にはゆきわたっていない言葉も見られます。

類型B　明確に説明する　B-(1) 正しい意味を

24　ステロイド　steroid

［関連］　炎症（類型B）　免疫（類型B）　副作用（類型B）　QOL（類型C）

まずこれだけは

炎症を抑えたり，免疫の働きを弱めたりする薬で，もとは人間のからだの中で作られるホルモン

少し詳しく

炎症（→16）を抑えたり，免疫（→20膠原病の(関連語)）の働きを弱めたりする薬です。腎臓の上の方にある副腎皮質というところでできるホルモンの成分をもとに作られています。適切に使わないとからだに影響が出ますので，必ず指示通りに使ってください。しかし，適切に使い，反応に注意していれば，心配はいりません。

時間をかけてじっくりと

炎症をしずめたり，免疫の働きを弱めたりする薬です。腎臓の上の方にある副腎皮質というところで作られたホルモンのうち，糖質コルチコイドという成分を合成した薬です。適切に使わないとからだに影響が出ますので，必ず指示通りに使ってください。ステロイドには，飲み薬，注射，塗り薬，吸入剤などがあります。飲み薬や注射は，専門の医師の処方によって使います。塗り薬は，塗り過ぎるとよくないので医師の指導に必ず従ってください。吸入剤は副作用が極めて少ないので安心です。

こんな誤解がある

(1) スポーツ選手が筋肉増強などのために使い，ドーピングだと問題視される「蛋白同化ステロイド」の連想から，病院で使うステロイドも危険な

薬だと誤解する人がいる（13.1％）。
(2) 塗り薬の場合，一度使うとやめられなくなるという誤解がある（13.8％）。
(3) ぜん息患者などが使う吸入ステロイド薬のように副作用が極めて弱いものにも，ステロイド剤の注射や飲み薬のときと同程度の副作用があると，誤解される場合がある（18.3％）。

言葉遣いのポイント

(1) 「ステロイド」という言葉はよく知られているが（認知率93.8％），意味を理解している人はかなり少ない（理解率44.1％）。どんな薬であるか，その効き目や危険性を，使い方とともに明確に説明する必要性が高い。
(2) よく効くけれども**副作用**（→44）に注意しなければならないことを伝えるために，「もろ刃の剣」という比喩を用いるのも効果的である。また，強い効果が期待できる反面，危険性もあることを，「スーパーマンにもなるし，モンスターにもなる」などと説明することも考えられる。

不安を和らげる

(1) 強い副作用があり危険な薬だと思い込み，過度に不安を抱く人が多い。この誤解のために，患者の勝手な判断で，弱い薬を使う，使う量を少なくする，途中で使うのをやめる，などのことを行い，治療効果をなくし，反対に副作用の危険が大きくなってしまうことがある。適切な使い方を丁寧に説明し，過度な不安を取り除きたい。
(2) 患者が過度の不安を持つのは，医師の説明が不十分であることにも原因がある。例えば，「長期間使ってはいけない」と説明する場合には，なぜ長期間使うといけないのかについて，丁寧に説明する必要がある。また，「長期間」は人により受け止め方が違うので，具体的な数字で示すことが望ましい。使い方や副作用について正しい理解ができれば，過度な不安も解消すると考えられる。

類型B　明確に説明する　B-(1) 正しい意味を

ここに注意！

(1) ステロイド剤は，上手に使えば，とてもよく効く薬である。患者の症状を和らげ，QOL（その人がこれでいいと思えるような生活の質）（→53）を改善するのに効果がある。ただし，適当量を適切な方法で使わないと副作用だけになってしまうことを理解してもらうことも大切である。

(2) ステロイドの適切な使用法は，病気の種類や症状の内容，治療後の経過等，個々の患者の条件によって多様である。専門医の判断が重要なことを患者に分かってもらう必要がある。

(3) 「ステロイド」という言葉は，患者にとっては，ホルモンの名称としてよりも，薬の名称として理解されている。正常な状態でも身体を維持するために重要な働きをしていることを知っておいてもらった方がよい。

■診察室から④
様子を見る

　医師の使う専門用語は患者には難しい。「MRI」や「PET」という横文字の略語も「起立性調節障害」や「日和見感染」という漢字を並べた言葉も何のことか見当もつかないことが多い。

　だが，日ごろ人々がごく普通にしゃべっている言葉でも，自分や家族の病状について医師から説明を受けるときに使われると，その意味合いはずいぶんと違ってくることがある。

　例えば「様子を見る」はどうだろう。

　医師　「しばらくこのまま，様子を見ましょう」
　患者　「様子を見ていて大丈夫なんですね」
　医師　「それは……，様子を見ないと何とも言えません」

　まるで禅の問答か大臣の国会答弁のようである。

　患者からすると，重大な病気であればあるほど，医師の「様子を見る」というあいまいな言葉や態度が気になる。白黒をはっきりとさせてもらいたいと思う人もいれば，早とちりして悪く考え「もう，このまま様子を見るしかないのか」とがっかりする人もいるかもしれない。

一方，医師の側からすると，診断がついた病名をはっきりと告げることはできても，検査で異常がないからといって，これからのことを100％大丈夫と保証することは難しいので，つい，このような灰色の表現をしてしまう。経験が豊かな医師ほど楽観的なことを言わない。過去に何度かは，自分が大丈夫と思ったのが，実は大丈夫でなかった苦い体験があるからだ。

　ぼくもよく「様子を見る」と言う。「診断はついたが，薬や注射などでどれくらい良くなるか，しばらくの間治療の効果を観察したい」場合に使うことが多い。同時に「決して放っておくのではないことをつけ加える」「様子を見ても大丈夫な理由を具体的に話す」など患者さんの不安をできるだけ取り除く気くばりも大切である。

　医師の診断には「時間」という「神様」の助けも必要だ。一回の診察よりは二回，二回よりは三回と回数を重ねることによって，症状の変化や検査結果などの情報が増えるので診断がより正確になる。

　医師が「様子を見る」と言うときの「心」は，患者さんに「多分大丈夫とは思いますが，少しの間，時間の神様とも相談をさせてください」というお願いにある，と思ってもらうとありがたい。

類型B　明確に説明する　B-(1) 正しい意味を

25　対症療法(たいしょうりょうほう)

[関連]　原因療法(げんいんりょうほう)（類型B）　根治療法(こんじりょうほう)（類型A）　姑息的療法(こそくてきりょうほう)（類型A）
　　　　QOL(キューオーエル)（類型C）

まずこれだけは

　病気の原因を取り除くのではなく，病気によって起きている症状を和らげたり，なくしたりする治療法

少し詳しく

　病気によって起きている，痛み，発熱，せきなどの症状を和らげたりなくしたりする治療法です。一時的に病気を和らげるものですので，病気そのものや，その原因を治す「**原因療法**」とは違います。

時間をかけてじっくりと

　病気によって起きている，痛み，発熱，せきなどの症状を和らげたりなくしたりする治療法です。病気そのものや，その原因を治す「原因療法」とは違います。例えばがん治療の場合，苦痛となる症状を和らげることで，日々の生活を快適にすることができ，充実した時間を過ごすことに役立ちます。「対症療法」と「原因療法」とが同時に行われることも多いです。

こんな誤解がある

　耳で聞くと「タイショウリョウホウ」とも聞こえ，「対処療法」と誤解している人が多い（26.8％）。症状を和らげるための治療法であることが分かるように，必要に応じて漢字で書いて示す配慮も望まれる。

言葉遣いのポイント

「対症療法」の認知率は63.5%だが、理解率は48.2%であまり高くない。また、実際にどのような治療をし、それにどのような効き目があるのかについては、理解していない人も多いと考えられる。適切な理解につながる説明が必要である。

ここに注意

(1) 対症療法が、本来の病気の診断の妨げになったり、かえって病気を悪化させたりする場合もあることを、患者に十分に説明しておく必要がある。特に、発熱や下痢などは、ウイルスや細菌の侵入に対抗して、それらの病原体を排除しようとする防御反応でもあり、それを和らげる対症療法として、解熱剤や下痢止めを服用することは、回復を遅らせる場合もあることを患者に理解してもらう必要がある。

(2) 患者は「病気を元から治す」と言うと喜ぶものである。それに対して「症状を楽にする」だけの対症療法は、一時しのぎ、単なる痛み止めと喜ばないことも多い。QOL（その人がこれでいいと思えるような生活の質）（→53）をよくするために、対症療法も大変効果があることを伝えたい。また、痛み止めや解熱剤を強く希望する患者には、病気の回復の妨げになることもあることを理解してもらうと同時に、そのおそれの少ない薬物を使うことも考えたい。

関連語

根治療法（類型A）

病気を、その原因を取り除くことによって、根本から治すことを目指した治療法です。「原因療法」とほぼ同じ意味です。

「根治」という言葉は日常語であまり使われず、「コンジ」という音から漢字を思い浮かべにくい人も多いので、「原因療法」という言葉を使う方が分かりやすい。

類型B　明確に説明する　B-(1) 正しい意味を

姑息的療法（類型A）

病気の原因を取り除くのではなく，痛みなどの症状を和らげる治療法です。「姑息的治療」「姑息治療」などとも言います。「対症療法」と同じ意味です。

日常語の「姑息」は，「姑息な手段で責任を逃れた」などと使い，マイナスイメージが強い。医療者が使う「姑息的」は，患者には悪い意味に解釈される危険があるので，患者には使わない方がよい言葉である。

■調査④　非医療者に対する理解度等の調査

誤解のいろいろ

　この本で詳しく取り上げる候補として検討した言葉100語については，検討に先立ち，非医療者がそれらをどの程度知っているか，理解しているか，また誤解をしているかを把握する調査をインターネットで行いました。居住地域や年齢のバランスを取り，全国20歳以上の男女10,811人に依頼し，4,276人が回答しました。調査の質問文は，下のようなものです（「ウイルス」の場合）。問3は，言葉によって異なる選択肢になり，選択肢の数も変動します。言葉によっては問2までで終わりになる場合もあります。

　問1．あなたは，「ウイルス」という言葉を見たり聞いたりしたことがありますか。
　　　　a　ある　　b　ない
　[問1で，aと回答した人に]
　問2．あなたは，病院で使われる「ウイルス」という言葉が，「細菌より小さく，電子顕微鏡でないと見えない病原体」という意味であることを，知っていましたか。
　　　　a　知っていた　　b　知らなかった
　[問1で，aと回答した人に]
　問3．次に挙げるのは，「ウイルス」についての，ありがちな誤解や偏見，不正確な理解です。これらのうち，あなたがそのように理解していたものすべてを選んでください。（今はそのように理解していなくても，過去にそのように理解していたことがあれば，すべて選んでください）
　　　　a　ウイルスには，抗生剤がよく効く
　　　　b　細菌と同じものである
　　　　c　ウイルスに感染すると必ず病気になる
　　　　d　ウイルスに感染した後でも，ワクチンを接種すれば治る

　問1に「ある」と回答した人の比率を「認知率」，問2に「知っていた」と回答した人の全体での比率を「理解率」として，この本の類型A「日常語で言い換える」と，類型B「明確に説明する」の分類に用いたことは，「分かりやすく伝えるには」（→

p.xv）で述べた通りです。認知率が低い言葉は患者は何のことか分からず，認知率と理解率の差が大きい言葉は，患者は理解したつもりでも実は正しく理解していない危険性が高いと考えられます。

　問3は，ありそうな誤解を選択肢に立てたもので，それぞれの誤解をしていたと回答した人の全体での比率を「誤解率」としました。ここでは，誤解率が高いものの上位を表にして示してみましょう。誤解率が33.3％以上のもの，つまり，三人に一人以上が誤解していたことがあるものを，数値が高い順に並べたものです。

三人に一人以上が誤解していたもの

言葉	誤解	誤解率
脳死	「植物状態」と同じことである	70.2%
貧血	急に立ち上がったときに立ちくらみを起こしたり，長時間立っていたときにめまいがすること	67.6%
インスリン	インスリン注射を始めると一生続けなければならない	60.5%
がん	高齢者のがんは進行が遅い	60.2%
インフルエンザ	インフルエンザ菌によって感染する病気のことである	53.6%
院内感染	見舞客にもうつることがよくある	52.0%
糖尿病	甘いものの取り過ぎで起きる病気	47.9%
ショック	急な刺激を受けること	46.5%
潰瘍	胃や十二指腸などの内臓が痛くなる病気	46.4%
メタボリックシンドローム	腹まわりの測定値で決まるものである	43.2%
MRI	CTに比べて，すべてにおいて優れた検査である	41.3%
院内感染	院内感染のすべての責任は，病院にある	40.5%
メタボリックシンドローム	太っていることである	39.0%
炎症	炎症はすべて，できるだけ早く治した方がよい	38.2%
グループホーム	老人同士が助け合って暮らす施設	35.2%
川崎病	川崎市周辺で発生した公害病である	35.0%
熱中症	暑い夏だけに起きる病気である	34.7%
ホスピス	ホスピスは一般の病棟に比べて費用が非常に高い	34.4%
頓服	鎮痛剤（痛み止め）のこと	34.1%
頓服	解熱剤（熱冷まし）のこと	33.4%

　この本では，「貧血」「ショック」の誤解のように，日常語で使う言葉の意味との混同が原因で起きるものは，類型Bの小区分に「B（3）混同を避けて明確に説明する」を立てる際の指標としました。「脳死」「インスリン」「糖尿病」「メタボリックシンドローム」の誤解のような，意味の理解や知識が不確かなことによって起きているものは，こんな誤解があるの項目で言及するようにしています。

　このような誤解をしていることを，医療者は気づきにくいものです。患者が誤解していないかどうかを常に確かめながら，正しい意味を伝える努力をする必要があります。

類型 B　明確に説明する　B-(1) 正しい意味を

26　頓服（とんぷく）

まずこれだけは
症状が出たときに薬を飲むこと

少し詳しく
　食後など決まった時間ではなく，発作時や症状のひどいときなどに薬を飲むことです。

時間をかけてじっくりと
　一日一回とか毎食後とか，決められたときに薬を飲むのではなく，症状が出て必要になったときに薬を飲むことです。「頓服薬（とんぷくやく）」と言うのは，そのようにして飲む薬のことです。

こんな誤解がある

(1) 鎮痛剤（痛み止め）のことだという誤解（34.1％）や，解熱剤（熱冷まし）のことだという誤解（33.4％）が多い。これらは，「頓服（とんぷく）」として処方された薬を，そのときの症状に効く薬だと思い込んでしまうことによる誤解である。

(2) 包装紙にくるんだ薬のことだという誤解もある（16.2％）。これは，処方された薬の形状によるもので，ほかに，粉薬だとか，座薬だとかいう様々な誤解がある。

(3) 症状が出たら何度でも飲んでよいという誤解もある（7.3％）。これは，症状が出たら飲むようにと言われたものを，効き目がみられないからと何度も飲んでしまうことによる誤解だと考えられる。

言葉遣いのポイント

「頓服(とんぷく)」は，認知率は比較的高いが（82.6％），理解率はかなり低く（46.9％），見聞きはするけれど意味の分からない人の多い言葉である。「頓(とん)」は義務教育では習わないこともあり，一般にはなじみのない漢字である。このため，「トンプク」と聞いても漢字が思い浮かばず，「頓服」という字面を見ても意味が分からないのだと考えられる。この言葉を使うときは，意味を言い添えたり書き添えたりするようにしたい。

ここに注意！

（こんな誤解がある）(1) (2) に記した誤解は，頓服(とんぷく)を処方する際に必ず説明を付けることによって，かなり回避できると考えられる。(3) の誤解は，説明が不十分なために起きるものであるので，服用の際の注意事項を丁寧に説明したい。

27 敗血症（はいけつしょう）

まずこれだけは

血液に細菌が入って全身に回り、重い症状になった病気

少し詳しく

血液に細菌が入って全身に回り、からだの抵抗力が負けて重い症状に陥った病気です。高熱や頭痛などを起こし、そのままにしておくと命にかかわります。

時間をかけてじっくりと

からだの一部に細菌がはびこり、そこから血液中に絶え間なく菌による毒が流れ込みます。その毒が全身に回って、からだの抵抗力が負けて、肺や腎臓（じんぞう）などの大事な臓器がおかされる病気です。治療が遅れると命にかかわるので、抗菌剤などを使い、早めに治療します。

こんな誤解がある

(1) 赤血球や白血球が壊れて少なくなる病気だと誤解している人もいる（14.1％）。「敗血症」という字面から、勝手な解釈をした誤解の例だと考えられる。

(2) この言葉を聞き慣れない人は、耳で聞いただけでは、「肺結晶」「肺血症」「肺穴症」などと勝手に漢字を引き当ててしまうおそれがあるので、漢字を書いて説明したい。

言葉遣いのポイント

「敗血症」という言葉は，認知率70.1％，理解率38.0％で，見聞きしたことのある人は少なくないが，意味を理解している人はかなり少なく，認知と理解に落差がある。説明を付けずにそのままで使うことは避け，患者の理解度を確かめながら，からだに起こっている状態を丁寧に説明することが大切である。

不安を和らげる

(1) この病気について古い知識を持っている人など，重い症状になると助かる見込みがないと誤解している人も多い（27.4％）。緊急性，危険性を強調するのは必要だが，過度な不安を引き起こさないようにも配慮したい。

(2) 血液中に細菌が入るだけでは「敗血症」とは言えない。細菌による毒が全身に回ってからだに悪影響があることによって「敗血症」と診断される。病気を正しく理解してもらえる説明を加えることが，不安を抱かせないことにつながる。

類型B　明確に説明する　B-(1) 正しい意味を

28　メタボリックシンドローム　metabolic syndrome

[関連]　脂質異常症（高脂血症）（類型B）　糖尿病（類型B）
　　　　心筋梗塞（類型B）　脳梗塞（類型B）

まずこれだけは

内臓に脂肪がたまることにより，様々な病気を引き起こす状態
内臓脂肪症候群
代謝症候群

少し詳しく

　内臓に脂肪がたまることにより，様々な病気が引き起こされる状態です。引き起こされる危険がある病気は，高血圧，脂質異常症（高脂血症）（→41動脈硬化 の(関連語))，糖尿病（→40）などです。また，心筋梗塞（→41動脈硬化 の(関連語))や脳梗塞（→41動脈硬化 の(関連語))のおそれもあります。

時間をかけてじっくりと

　生活習慣病の代表格に肥満，高血圧，脂質異常症（高脂血症），糖尿病があります。これらの病気は，特に内臓に脂肪がたまることで，代謝の働きが正常でなくなることが原因であるとされています。この内臓の脂肪や代謝の異常により様々な病気が引き起こされる状態を「メタボリックシンドローム」と言います。メタボリック（metabolic）は代謝，シンドローム（syndrome）は症候群のことで，「代謝症候群」と訳されます。「内臓脂肪症候群」と訳される場合もあります。肥満，高血圧，脂質異常症（高脂血症），糖尿病の一つ一つの症状は軽くても，複合すると心筋梗塞や脳梗塞の危険が急激に大きくなることから注目されています。

こんな誤解がある

(1) 単に太っていることだと誤解している人は極めて多い（39.0％）。医学的な基準があることを知っている人も，腹まわりの測定値で決まるという誤解がとても多い（43.2％）。腹まわりをへその高さで水平に測った値が一定数値以上であるだけでなく，血圧が高い・中性脂肪が高い・血糖値が高い，のうち二つ以上に当てはまること，という基準があることを説明する必要がある。

(2) 腹まわりの太さに明確な基準があるが，この基準を1cmでも超えると病気だと思い込み，反対に1cmでも小さいと大丈夫だと思い込む人がいる。基準が一人歩きしないように，柔軟な対応や説明を心掛けることが大切である。

(3) 生活習慣病予防のための健康への意識のことを指す言葉だという誤解もある（33.1％）。

(4) 内臓の脂肪による病気が心配される状態だということは理解していても，内臓脂肪は，皮下脂肪とは別のものであることを理解していない人が多い。やせている人でも内臓脂肪が多い場合があることを伝えたい。

言葉遣いのポイント

(1)「メタボリックシンドローム」という言葉の認知率は極めて高いが（98.6％），理解率（82.4％）との差はまだあり，見聞きしていても意味を理解していない人も少なくない。また急速に一般化している言葉であるため，こんな誤解があるに示したように誤解も多い。病気の内容を正しく知っている人は多くないと考えられるので，「メタボリックシンドローム」「メタボ」という言葉を使うだけで済ませず，説明を付けるようにしたい。

(2) メタボリックシンドロームの怖さを伝えるために，「死の四重奏」「ゆるやかな殺人者」「サイレントキラー」などの比喩を用いることも効果的である。この場合，次のように，それぞれの比喩の意味を補足するのが望ましい。

類型B　明確に説明する　B-(1) 正しい意味を

死の四重奏（しじゅうそう）

「肥満，高血圧，脂質異常症（高脂血症），糖尿病の四つは，一つ一つが重くなくても，複合することで，心筋梗塞や脳梗塞など死をもたらす危険な病気につながります」

ゆるやかな殺人者，サイレントキラー

「自覚症状がないままに，ひそかに病気が進行し，心筋梗塞や脳梗塞など，死をもたらす危険な病気につながります」

ここに注意！

(1) メタボリックシンドロームと診断する基準については，現在のものが絶対的なものでないことに注意が必要である。患者にも，必要に応じてこのことを伝えたい。

(2) メタボリックシンドロームは急速に知れわたるようになってきているが，笑い事としてとらえている人も多い。日常会話では，「メタボ」は太っている人の意味で使われる場合があり，医学的な説明を一気に俗化させる危険がある。危険な病気につながるものという意識でとらえてもらうように，説明を工夫したい。

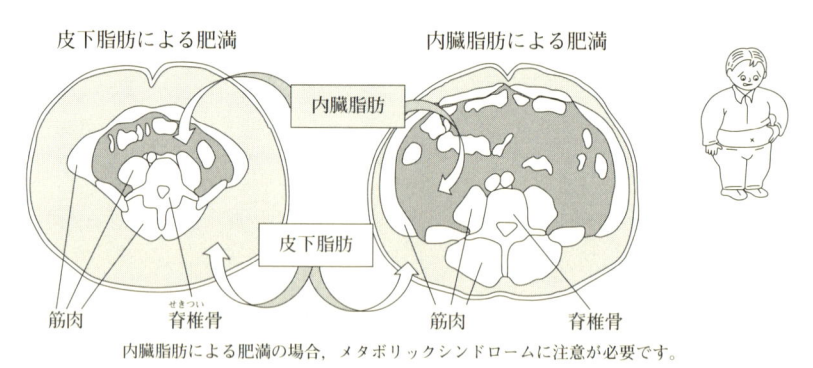

皮下脂肪による肥満　　内臓脂肪による肥満

内臓脂肪

皮下脂肪

筋肉　脊椎骨（せきつい）　　筋肉　脊椎骨

内臓脂肪による肥満の場合，メタボリックシンドロームに注意が必要です。

へその高さで見たCTの画像

■コミュニケーション②
診療時に方言を使う効果
新しい薬は効果があったのか？
　医療現場には，痛みなどの感覚，自覚症状，身体部位などについては，方言でないと的確に表現できない患者さんがたくさん来ます。どこが，いつから，どのような症状があるか，といった医療情報を患者さんから収集することは，医療面接の重要な目的の一つです。この目的を達成するためには，方言を活用した円滑なコミュニケーションが必要です。

　熊本県のA公立病院の外科部長B医師は，「医者は患者さんと，方言で円滑なコミュニケーションを図ることがでけんと，一人前じゃなかばい」という信念を持っている方言の達人です。ある高齢の神経痛の患者さんに，新しい薬を処方してみました。数日後に来院したその患者さんに，「新しか薬はどうでしたか？」と，その効果を尋ねたところ，「はーい。おろ痛うなりました」と方言で答えが返ってきました。さすがの方言の達人も「おろ」の意味が分かりません。「おろ痛うなる」は，痛みが増すのか？　痛みが和らぐのか？　しかし，少しも慌てず，患者さんに教えを請いました。

医師：「団子を食べて，甘味が足らんときは，『おろ甘か』，品物を見て，あんまり良うなかったときは，『おろ良か』て言いなはっですか？」
患者：「はーい。そぎゃん言いますなあ」
医師　「そんなら，『おろ痛うなった』て言うとは，『痛みが少なくなった』て言うことですか？」
患者：「そぎゃんですたい。先生は方言にも詳しかですなぁ」
医師：「いや，いや。たいしたことはありません」

　いつも方言で，心地よく円滑なコミュニケーションを図る気さくな医師が，さらに理解を深めようと患者に歩み寄る，そんなコミュニケーションに対する姿勢が親近感を持たせ両者の信頼関係・協力関係を一層強化したことは言うまでもありません。

　ちなみに，「おろ」は平安時代から古典に登場する古語です。今昔物語集に「三日ばかりを隔てて，（病気が）おろ癒ゆるほどに」とあります。「（病気が）少しよくなる，いくらかよくなる」と言っています。「おろ」は昔も今も「少し。わずか。不完全に」という意味で，十分でない様を表していたことが分かります。「おろ痛うなりました」を共通語訳すると「あまり痛くないようになりました」「痛みが緩和しました」ということだから，神経痛の新しい薬は効果があったのです。

類型B　明確に説明する　B-(1) 正しい意味を

医療面接における方言の効用

「患者とのコミュニケーション」というテーマで，平成18年4月に医師を対象としたインターネット調査を実施しました（実施機関は，株式会社プラメド）。全国の175人の医師から有効回答を得ました。診療時に方言を使う効果について，これまでの診療経験で実感したことを，複数回答で挙げてもらった結果が，次のグラフです。

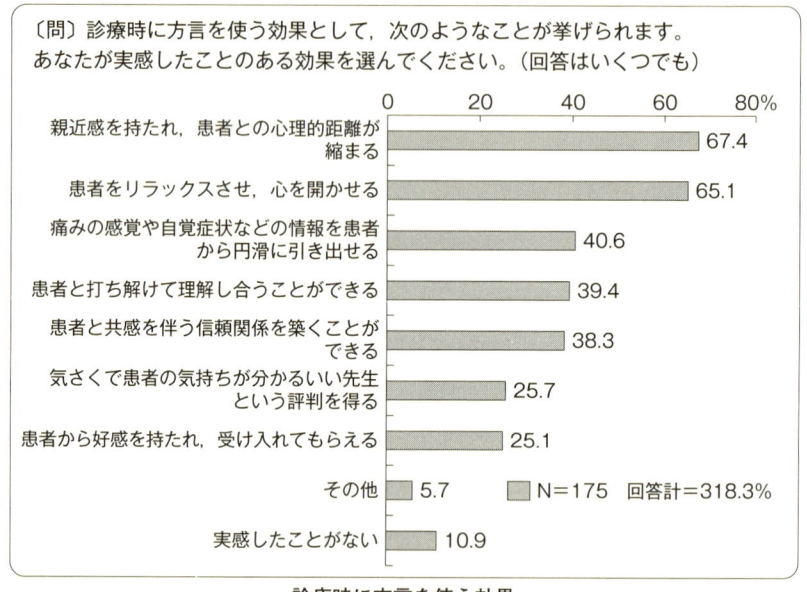

〔問〕診療時に方言を使う効果として，次のようなことが挙げられます。
あなたが実感したことのある効果を選んでください。（回答はいくつでも）

項目	%
親近感を持たれ，患者との心理的距離が縮まる	67.4
患者をリラックスさせ，心を開かせる	65.1
痛みの感覚や自覚症状などの情報を患者から円滑に引き出せる	40.6
患者と打ち解けて理解し合うことができる	39.4
患者と共感を伴う信頼関係を築くことができる	38.3
気さくで患者の気持ちが分かるいい先生という評判を得る	25.7
患者から好感を持たれ，受け入れてもらえる	25.1
その他	5.7
実感したことがない	10.9

N=175　回答計=318.3%

診療時に方言を使う効果

「親近感を持たれ，患者との心理的距離が縮まる」効果や，「患者をリラックスさせ，心を開かせる」効果は共に約七割の医師が実感しています。「患者と打ち解けて理解し合うことができる」効果と，「患者と共感を伴う信頼関係を築くことができる」効果は共に約四割です。以上の回答は，方言という仲間内であることを示す言葉遣いが良好なコミュニケーションを生む効果があることを実感した回答です。

「痛みの感覚や自覚症状などの情報を患者から円滑に引き出せる」効果を実感した医師は四割に上っています。この回答は，患者さんからの情報収集にも，方言の効用があることを示しています。

医療面接における方言の効用には，患者医師間の良好な関係構築だけでなく，情報の共有もあることが分かります。方言をよく使う患者さんとの医療面接を成功させるカギは，こんなところにありそうです。

分かりやすく伝える工夫の例
類型 B
明確に説明する

B-(2)
もう一歩踏み込んで

　言葉はよく知られていて，その大体の意味も理解されているものの中には，患者も，からだや病気の仕組みなどをよく知り，確かな知識を持つことが望まれるものがあります。これらの言葉は，一歩踏み込んだ説明が求められます。

類型Ｂ　明確に説明する　B-(2) もう一歩踏み込んで

29 悪性腫瘍（あくせいしゅよう）

［関連］　腫瘍（しゅよう）（類型Ｂ）　がん（類型Ｂ）　肉腫（にくしゅ）（類型Ｂ）　悪性（あくせい）（類型Ｂ）

まずこれだけは

細胞が異常に増えてかたまりになったもののうち，すぐに治療が必要なもの

少し詳しく

腫瘍（しゅよう）（→21）のうち，大きくなってまわりに広がったり，違う臓器に移ったりして，命に危険が及ぶ可能性のあるもののことです。

時間をかけてじっくりと

腫瘍のうち，大きくなってまわりに広がったり，違う臓器に移ったりして，命に危険が及ぶ可能性のあるもののことです。皮膚や粘膜からできるものを「**がん**」，骨や筋肉，神経からできるものを「**肉腫**（にくしゅ）」と言います。

こんな誤解がある

(1) 「悪性腫瘍（しゅよう）」という言葉の誤解は，「がん」よりも危険が小さい，危険が大きい，双方がある。
　　● 悪性腫瘍は，がんよりも危険性が小さい（24.8％）。
　　● 悪性腫瘍は，がんよりも危険性が大きい（17.5％）。
(2) それほど多くはないが，患者によっては「悪性腫瘍」をがんではないと誤解する場合がある（4.3％）。この場合，治療を拒否したり放置したりする危険性があるので，危険をはっきり認識してもらうための言葉遣いの工夫が必要である。

言葉遣いのポイント

(1)「悪性腫瘍」という言葉の認知率は極めて高く（98.6％），理解率も高い（88.6％）。しかし，その差が10ポイントあるということは，十人に一人は，「悪性腫瘍」と言われても，聞いたことがあるけれど何のことか分からないということを示している。「悪性腫瘍」「悪性の腫瘍」という言葉を使って告知や病気の説明をする場合，この点への留意は必要である。

(2)「悪性腫瘍」を，がんではないと誤解する人に対しては，「悪性腫瘍」はがんにほかならないことを理解してもらう必要がある。(まずこれだけは)(少し詳しく)に示したような言い方では，「がん」の危険性が伝えられない患者に対しては，説明の早い段階で「がん」という言葉を使い，病気の危険性を，はっきりと伝えることが望ましい。

不安を和らげる

「**悪性**」という言葉には，かなり強い響きがあり，患者に大きな不安を与えるおそれがある。「悪性」という言葉をいきなり使わない配慮は，患者の不安を軽くし，医師の説明に耳を傾けさせ，治療への意欲をはぐくむ効果が期待できる場合もある。まず「腫瘍」という言い方から始め，「悪性」という言葉を使わないでその内容を説き，必要に応じて，「悪性腫瘍」「がん」などと説明を加えていくことが考えられる。

類型B　明確に説明する　B-(2) もう一歩踏み込んで

30　うっ血(けつ)

[複合]　うっ血性心不全(けっせいしんふぜん)（類型B）　　[関連]　充血(じゅうけつ)（類型B）

まずこれだけは

血液の流れが悪くなり，とどこおってしまうこと

少し詳しく

　　からだのある部分に，静脈の血が異常に多くたまった状態のことです。血液の流れが妨げられたり，心臓の働きが弱ったりしたときに起こります。指に輪ゴムを強く巻くと，血の流れが悪くなって，紫色になる様子を思い浮かべてください。あれもうっ血している状態です。

時間をかけてじっくりと

　　からだのある部分に，静脈の血が異常に多くたまった状態のことです。静脈は血液を心臓に戻す道です。静脈が圧迫されたり詰まったりして，血液の流れが妨げられたり，心臓のポンプとしての働きが弱ったりすることが原因で起こります。漢字で書くと「鬱血」で，「鬱(うつ)」は「ふさぐ」「ふさがる」という意味です。「憂鬱(ゆううつ)」「鬱憤(うっぷん)」などに使われるときは気持ちがふさぐ意味ですが，「鬱血(うっけつ)」の場合は血管がふさがるということです。

こんな誤解がある

(1) 顔のほてりや足のむくみといった程度の現象だと軽く考えている人がいる（誤解率18.3%）。重大な病気につながる危険を理解してもらう必要がある。

(2) 「充血」と混同している人がいる（誤解率9.8%）。「**充血**」はある部分の

30. うっ血

動脈を流れる血が異常に増えることであるのに対して、「うっ血」は静脈の血が流れなくなってたまることである。動脈と静脈の働きを対比しながら説明すると、伝わりやすい。

言葉遣いのポイント

(1) 患者にとって、ある程度なじみのある言葉だが（認知率86.4％）、誤解も少なくなく、正しく理解している人ばかりではない。心不全など重大な病気につながるものであることを、患者の症状に応じて明確に伝えたい。そのためには、うっ血がなぜ起こり、うっ血が起こるとどうなるのかについて、仕組みをよく説明したい。

(2) 「うっ血性心不全」（→ 複合語 ）のような病名など、診断の結果を伝える際には特に、「うっ血」という言葉を、患者にも正しく理解してもらう必要が大きい。その場合は、 少し詳しく 時間をかけてじっくりと に示したような表現を利用し、丁寧に説明したい。

(3) 「うっ血」という言葉の意味の理解には、漢字の意味を知ってもらうことが役に立つ場合がある。相手に応じて、 時間をかけてじっくりと に示したような漢字の説明を試みたい。言葉の意味と内容が患者の頭の中でうまく結びつけば、理解は格段に深まるはずである。ただし、「鬱」の字は画数も多く難しいので、漢字の意味の説明の場面以外では、ひらがなで書く方がよい。

ここに注意！

「うっ血」の内容を理解するには、言葉だけの説明よりも、症状に応じてその部位の模式図や絵を示されると、一層分かりやすい。

複合語

うっ血性心不全（類型B）

心臓の病気の症状として現れる病気です。心臓のポンプ機能が弱くなり、からだが必要とする血液の量を心臓が送り出せなくなります。

（縦書き見出し：日常語で／正しい意味を踏み込んで／混同を避けて／普及を図る）

類型B　明確に説明する　B-(2) もう一歩踏み込んで

　　　　　肺にうっ血が起きて，呼吸困難になったり胸水(きょうすい)がたまったりするタイプのものと，肺以外の静脈にうっ血が起きてむくみなどが現れるタイプのものとがあります。

■診察室から⑤
「なっとく説明カード」の効用

　患者にとって医師が説明する病名や医学用語はたいへん難しい。
　ある大学教授が，病院で医師から病名を告げられて診察室を出てきた十人の患者さんに
　「今，あなたが医師から聞いた病名を紙に書いてください」
　という簡単なアンケートを行った。もちろん診察室の中の医師には，患者さんにはっきりと病名を告げたことを確認してある。
　アンケートの結果は，九名が自分の病名を書くことができず，一人だけ書いた人も，その病名が違っていたそうである。まるでイソップの寓話のようではないか。だが，これはごくごく当たり前のことで，医師から，例えば「ようぶせきちゅうかんきょうさくしょう」（腰部脊柱管狭窄症）「ついこつのうていどうみゃくじゅんかんふぜん」（椎骨脳底動脈循環不全）などと口頭で病名を聞いても理解できるはずがない。

　ぼくは18年ほど前から，新患の患者さんに，その場で説明しながら当院オリジナルの「なっとく説明カード」に，病名や病気やケガの簡単な説明を書いて手渡すことにしている。横向きのハガキを縦に三枚並べた大きさの三つ折りのカードである。
　このカードを作るヒントとなったのは，当院が，中学・高校などが集中する学園地域にあり，放課後になると中学生や高校生などの若い患者さんが多いことにある。最初は，家への連絡帳のつもりでハガキ大の紙に病名や説明を書いて渡していたが，お母さんたちから「子供を一人でやっても，先生が紙に書いて説明してくれるのでよく分かる」と喜ばれ，これを発展改良させて現在の形とした。

　カードの一番上には病名を書いて必ず振り仮名をつける。
　病名といっても大病や大ケガばかりとは限らない。ひざをすりむいた傷が化膿すれば「右膝擦過傷感染」，お腹にガスがたまって腹痛を起こした三歳の男の子にも「ガスたまり症」というれっきとした病名がある。どんな小さなものであっても，自分の病名がわかると患者さんは納得し安心する。病名は，誰よりも患者さん本人の「もの」であり，また，病名というキーワードがあれば，他の医師からセカンドオピニオンを受けることも，インターネットで詳しく調べることもできる時代である。
　病名の下に病気の簡単な説明を書く。
　このカードの一番「目玉」であり「いのち」でもある。患者さんと話をしながら，

類型B　明確に説明する　B-(2) もう一歩踏み込んで

その人がこれくらいだったら分かりそうだという言葉や表現の見当をつけ，できるだけ短く，しかも易しく書くことにしている．あれもこれも書こうと欲張らず，その人が家に帰って，夕食の時間に，家族に自分の病状を伝えることができれば十分と思っている．

見本を示すと

　病名　「変形性膝関節症（へんけいせいひざかんせつしょう）」
　説明　「レントゲンでひざの軟骨と骨が老化ですり減っています．週一回ヒアルロン酸の注射で治療します．ナースが指導する太ももの筋トレもお願いします．ダイエットして三キロほど体重が減るとひざが喜びます」

といった風である．

説明欄に説明を書くばかりとは限らない．今日もまた転んでケガをして来たおばあさんには，太いマーカーで大きく「絶対転ばないよう気をつけること」と書き，玄関の壁にはっておくように命ずる．飲み過ぎが心配なおじいさんには食卓の前の壁に掲げるよう「日本酒一合以内厳守」と書いたりする．

その下には，おおよその全治までの見込み期間，通院の間隔，次の来院日を記入し，治療法を箇条書きにする．さらに，「生活上の注意・アドバイス」という欄では，食事や飲酒や入浴や運動・通学・就業についての指導を行う．

例えば「風呂に入ってもいいかどうか」は，日ごろ診察の後で患者さんから必ず聞かれることなので，これを先取りして，「二日間入浴禁止」，「シャワーのみ可」などと指示する．

関節のじん帯を損傷したり，疲労骨折を起こしたりした運動部の選手たちにとって，部活ができないことは重大な問題であり，また，休むにしても，怖い監督やコーチの許可をもらうという大関門がある．そのためにもこのカードは絶大な威力を発揮して，「二週間部活絶対禁止」と書けば，黄門様の印籠にも匹敵する強力な「ドクターストップ」の処方箋となる．

子供のケガに付き添って来た学校や保育園の先生たちからも保護者への説明や学校への報告がきちんとできると喜ばれており，このカード一枚で，本人，親，学校の先生の三者が「情報を共有できる」ところがミソである．

若い医師向けに話を頼まれたときは，「分かりやすい説明」のモデルとしてこのカードを披露しているが，病院の勤務医からは「忙し過ぎて，とても書いているヒマがない」と言われることもある．けれども，最初に十分な説明をして，患者さんに自分の病気をしっかりと理解してもらえれば，良好なコミュニケーションも得られ

てその後の診療がスムーズになり，結局は時間の節約になることを実感している。書くにしろ，話すにしろ，難しい医学用語を分かりやすい言葉に置き換えて説明できることも医師の大切な技術の一つである。
　「なっとく説明カード」は，日々どんな小さな病気でもマメにお世話することを生業としている町の医者が患者さんとうまくやるためのささやかな「おまけ」であり，また「道具」でもある。
　「易しさは優しさ」と思っている。

なっとく説明カード

類型B　明確に説明する　B-(2) もう一歩踏み込んで

31　うつ病

まずこれだけは

極端に内向的になり，これまで興味があったことにも意欲を示さなくなる心の病気

少し詳しく

極端に内向的になり，何事にも意欲を示さなくなる心の病気です。ストレスを抱えるだれでもがなる可能性がある病気の一つです。健康な人でも落ち込むことがありますが，これが極端になって本人は非常に苦しく，治療が必要な状態です。

時間をかけてじっくりと

病気の状態としては，憂うつになり，食欲もなく口数も少なく，外に出たがらないというようなふさいだ状態が非常に強く現れます。患者本人の意志ではどうにもならなく，日常生活にも支障が出ますし，場合によると，自殺を図ることもあるという点では注意が必要な病気です。原因はストレスや，薬の影響，人生の節目における環境の変化などが，脳の中の神経の伝達に悪い影響を与えたものと考えられます。治療は，薬による方法と環境の改善などとを，総合的に行う必要があります。慢性化したり，再発しないような注意も払いながら治療する必要があります。

こんな誤解がある

(1) 本人が精神的に弱いためにかかる病気だという誤解が多い（25.2%）。
(2) 失恋や仕事の失敗など，普通に経験する憂うつな気持ちの延長だという

誤解がある（12.1％）。また，気分的な問題であり，気の持ちようで治るという誤解が多い（28.5％）。

言葉遣いのポイント

「心の風邪」という言い方は，だれでもがかかり得る，よくある病気であることを示すのに効果があるが，逆に，軽い病気，すぐ治るという誤解を招く場合もある。「だれでもかかるかもしれないという意味では，『心の風邪』と言うこともできますが，決して軽いと思ってはいけません」などのように，誤解を生まない表現を添えることが必要である。

類型B　明確に説明する　B-(2) もう一歩踏み込んで

32　黄だん

［関連］　肝炎（類型B）　肝硬変（類型B）　赤血球（類型B）

まずこれだけは

肝臓や血液の異常でからだが黄色くなること

少し詳しく

肝臓や血液の異常のために，皮膚や白目の部分が黄色くなることです。肝臓で作られる胆汁[1]が血管の中に流れ込んだり，血液が壊れたりすることによって起こります。

時間をかけてじっくりと

肝臓や血液の異常のために，皮膚や白目の部分が黄色くなることです。肝臓の病気の場合と，血液の病気の場合があります。肝臓の場合，肝炎（→34肝硬変　の関連語）や肝硬変（→34）などの病気や，肝臓につながる管の異常で，通常は血管に入らない胆汁が，血液中に流れ込むことによって起こります。血液の場合，赤血球（→48貧血　の関連語）が一度にたくさん破壊されることによって起こります。どちらの場合も，血液の中のビリルビン[2]という物質が増加して，これが皮膚や粘膜にたまることで，黄色くなるのです。

こんな誤解がある

(1) からだが黄色くなること自体が病気であると誤解している人がいる。黄色くなるのは，血液の中での変化が現れたものであることを伝えたい。

---

1) 肝臓で作られ，胆嚢で蓄えられる。脂肪などの消化を助ける働きをしている。
2) 赤血球の中にあるヘモグロビンから作られる黄色い色素で，黄だんの原因になる物質。

(2) みかんやニンジンなどカロチンを多く含む食べ物を取りすぎたことによって皮膚が黄色くなる状態を,「黄だん」だと誤解する人がいる（9.3％）。この誤解に対しては，白目は黄色くならないので黄だんとは区別ができることや，ビリルビンが増加することが原因ではないので黄だんと区別できることなどを伝えるとよい。

言葉遣いのポイント

(1) ビリルビンが増加するメカニズムについて分かりやすく説明できると，病気の原因などについて，患者自身で考えることができるようになる効果がある。患者の症状に合わせて，次のような工夫を行いたい。
(2) 肝臓の異常の場合，胆汁(たんじゅう)が通常は入り込まない血管に入ってしまう理由を，肝臓，胆管，胆嚢(たんのう)，胆汁などの関係が分かるように，図示（次ページ）を交えて説明したい。
(3) 血液の異常の場合，赤血球に寿命がくると，その中にあるヘモグロビンが分解されてビリルビンになることを，血液の仕組みの図示（次ページ）も交えて説明したい。

ここに注意！

皮膚や白目が黄色くなる症状自体は患者にも分かりやすいが，症状が起こる仕組みは複雑で，患者に理解してもらうには，説明の仕方に工夫が必要である。 言葉遣いのポイント に示したような工夫を行うことが望ましい。

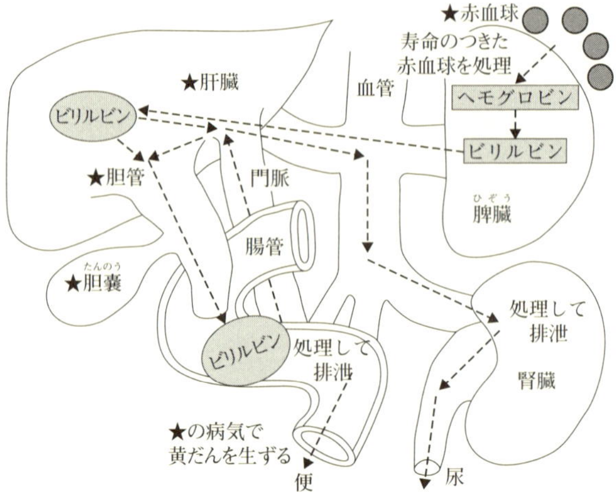
★赤血球
寿命のつきた
赤血球を処理
ヘモグロビン
ビリルビン
★肝臓
血管
ビリルビン
★胆管
門脈
ひぞう
脾臓
腸管
たんのう
★胆嚢
処理して
排泄
ビリルビン
処理して
排泄
腎臓
★の病気で
黄だんを生ずる
便
尿

この図にその患者さんの病気に応じた説明を書き加えて利用して下さい。

ビリルビンという色素の増加

■中間報告に寄せられた意見④

提案をこう使いたい，こんな工夫がしたい

言い換えることで元の言葉が指示している対象がより明確になることは大変すばらしいことです。この取り組みの成果を一つのモデルとして，医療関係者が現場で臨機応変に説明の工夫を行えるよう，意識と技術の向上の一助になることを期待しています。（非医療者・40代）

「病院の言葉」を分かりやすくするための工夫の類型の図はとてもよく理解でき，本書を読む目安になると思います。（看護師・60代）

医療用語がＡＢＣに類型分類されていることで，今回の提案内容が分かりやすくなっています。類型Ｃの新しい概念，カタカナ表記の言葉については，私自身も患者さんに説明しにくいなと常々感じていました。類型Ｂの言葉については，もう既に一般的だと考えており，このままで表現することが多かったが，医療従事者外の人から見れば，まだまだ分かりにくい言葉であると，今回初めて知り得た点は有意義でした。（医療系の教員・50代）

分かりやすくする工夫の類型と具体的表現の検討について，①まずこれだけは，

②少し詳しく，③時間をかけてじっくりと，④こんな誤解がある，⑤言葉遣いのポイント，一つの言葉について①～⑤へと段階を経て読むうちに自分の頭の中も整理されてくるようであり，ひいては患者への説明力がついていくように思っているところです。繰り返し読んでいく必要を感じました。(医師・50代)

　当院は，カタカナ英語を廃止する運動を行っています。カタカナ英語による語句の抽象化から医療従事者の中であいまいな形で言葉が伝わるからです。例えば「チーム医療」の言葉一つでも，「チーム」の概念が個々の職場でバラバラにとらえられています。個人的には野球「チーム」のように，目的があり，監督（ディレクター）が存在するものを指すように思いますが，各職種の人が集まって行うだけの「徒党を組んで」の状態ととらえている向きもあります。「病院の言葉を分かりやすく」することは，概念を整理・統一することから始まると思います。(医師・50代)

　病院の言葉は，患者さんに「分かりやすい」ことはもちろん必要だが，さらに「受け入れやすい」ことも重要な要素であると思われます。同じ内容を説明するのでも，言葉を選ぶことにより，患者さんがより自分の状態を正確に受け止めやすくなるのだとすれば，そのような工夫もあってよいのではないでしょうか。(医師・40代)

　言葉を平易にすれば，理解率は上がるでしょうが100％にはならないでしょう。この100％までのギャップをどう埋めるか，という課題がもう次に待っていると思われます。医療者に最初から「お任せ」で，大して話を聞こうとしない患者や家族の姿勢は現場では決して少ないとは言えません。用語一つ一つの見直しだけではなく，どうコミュニケーションを図ってゆくか，国語の研究者たちの示唆がほしいです。(医師・40代)

　今後，患者側や一般の人が分からないと思う言葉を気軽にこの「病院の言葉」を分かりやすくする提案に対して提出できるような仕組みができれば，この「提案」もデータベース化するのにたやすくなると，勝手に思っています。一般の人たちの意見が，容易に取り込めるシステムが作られればよいと考えています。(医療事務・20代)

類型B　明確に説明する　B-(2) もう一歩踏み込んで

33　化学療法(かがくりょうほう)

［関連］　**外科療法**(げかりょうほう)（類型B）　**放射線療法**(ほうしゃせんりょうほう)（類型B）　**抗がん剤**(こう　ざい)（類型B）
　　　　集学的治療(しゅうがくてきちりょう)（類型A）　**インフォームドコンセント**（類型C）
　　　　副作用(ふくさよう)（類型B）

まずこれだけは

薬を使う，がんの治療法

少し詳しく

がんの治療の方法には，**外科療法**，**放射線療法**，化学療法の三種類があります。外科療法は手術で，放射線療法は放射線で，患部を直接治療します。化学療法というのは，薬を使う治療法です。注射や内服によって，からだの中に薬を入れ，がんが増えるのを抑えたり，がんを破壊したりします。この方法だけで治療をすることもありますが，ほかの治療法と組み合わせる場合もあります。

時間をかけてじっくりと

薬剤を使って，がんを治療することを「化学療法」と言います。がん細胞が増えるのを抑えたり，がん細胞を破壊したりします。手術でがんを切り取る前後や，放射線をあててがん細胞が分裂するのを防ぐ治療などと組み合わせて用いることもあります。化学療法は，注射や内服によって薬が血液中に入り，全身の隅々まで運ばれて体内に潜むがん細胞を攻撃し，破壊します。全身のどこにがん細胞があってもそれを破壊する力を持っているので，全身的な治療に効果があります。がんの初期にはからだの一部にあった悪い細胞のかたまりが，次第に全身に広がっていき，全身的な病気となってしまいます。全身病としてのがんを治すということ

からすると，化学療法は効果的な治療法です。

こんな誤解がある

(1)「カガクリョウホウ」と耳で聞いただけでは，「科学療法」と漢字を引き当てて，科学的に信頼できる治療法なのかと，誤解する人がある（18.9％）。初めて説明する際には，漢字を書いて説明するのが，望ましい。
(2)「化学療法」は，放射線を使った治療法のことだと思っている人も多い（23.7％）。
(3)「化学療法」は，手術ができない患者に対して行われるものだという誤解もある（18.1％）。
(4) 薬を使う治療であることは理解していても，その薬が抗がん剤であることを理解していない人もいる。場合によってはがんと言わない配慮は大切であるが，重要なことが伝わっていないということがないように注意することも必要である。

言葉遣いのポイント

(1)「化学療法」という言葉の認知率は高いが（91.7％），理解率は必ずしも高くなく（77.3％），こんな誤解があるに記したように，誤解も多い。説明を丁寧に加えながら使わなければいけない言葉である。
(2)「化学療法」について説明する場合には，がん治療においては，「外科療法（手術）」「放射線療法」などとセットになる治療法であることを丁寧に説明するのが望ましい。その際，現代の医療では，化学療法の進歩は著しく，がん治療の本流であることを，きちんと説明したい。

不安を和らげる

「抗がん剤」（→ 関連語 ）という言葉を婉曲的に言う表現として「化学療法」がよく使われることがある。特に，医療者ががん患者に対するとき，たとえ患者側が「がん」と言っても，医療者は「がん」という言葉をなるべく使わないような配慮も大切である。第三者が近くにいる場

類型Ｂ　明確に説明する　Ｂ-(2)　もう一歩踏み込んで

では，特に注意が必要である。

ここに注意！

(1) 不安を和らげる に記したような配慮が大切なのは，がんの告知が適切に行われ，「化学療法」という言葉の意味も理解している患者に対する場合のことである。患者やその家族への告知が十分に行われていない段階や，化学療法についての説明がされていない段階で婉曲的な表現を行うと，大事なことが伝わらないおそれがあるので，避けるべきである。

(2) 抗がん剤を使う化学療法を行うかどうかを決めるのは，患者に十分な情報を示し，分かりやすく説明をし，最後は患者が十分に納得して自らの意思で決める「**インフォームドコンセント**」（納得診療，説明と同意）（→49）が重要になる典型例である。不快な症状が出現する（**副作用**（→44）がある）のなら，どうして使用を勧めるのか，そのわけを理解してもらうことが大切である。

(3) 「化学療法」と言えば，元々は感染症の治療を化学的に作られた薬剤によって行うことを指していたが，現在では，上記のようながんの治療法を指すことが多い。

関連語

抗がん剤（類型Ｂ）

　がん細胞を退治し，増えないようにする薬です。抗がん剤は，がんに効く薬ですが，不快な症状が出ることもありますので，主治医とよく相談して，使うかどうかを決める必要があります。

　「抗がん剤」には「がん」という言葉が含まれているので，医療者からこの言葉を言われるのを嫌がる人も多い。患者自身が「抗がん剤」と言っていても，医療者側ではその言葉を避けるという配慮は必要である。しかし，用いる薬が抗がん剤であることを明確に伝える必要がある場合は「抗がん剤」という言葉を使うべきである。

集学的治療（類型Ａ）

　がんの治療の際に，手術（外科療法），薬を使う治療（化学療法），

> 放射線を使う医療（放射線療法）などを組み合わせて行うことです。「集学的治療」という言葉は患者にとってはほとんどなじみがない（認知率10.4%）ので，使わないようにしたい。しかし，その考え方は重要なので，患者に分かる言葉で丁寧に説明したい。

■言葉③

医療用語と漢字の難しさ

　この本で取り上げた言葉のうち，「せん妄，うっ血，うつ病，黄だん，ぜん息」は，漢字と仮名の"交ぜ書き"で表記しています。本来は「<u>譫</u>妄，<u>鬱</u>血，<u>鬱</u>病，黄<u>疸</u>，<u>喘</u>息」と書く漢語ですが，下線の漢字が難しいことから，平仮名で読み方だけを示しているわけです。

　画数の多い「譫」（20画）や「鬱」（29画）のような漢字からは，いかにも難しい漢字という印象を受けます。しかし，画数ばかりでなく，ふだんの生活でその漢字をよく目にするかどうかも，私たちが漢字に対して抱く難しさの印象にかかわっています。

　国立国語研究所が実施した"漢字の頻度調査"の結果をのぞいてみましょう。調査対象は，平成6年に刊行された月刊雑誌70誌から偏らないように選んでいます。漢字の出現回数は全部で566,950回，3,584種類の異なる漢字が使われていました。

　漢字の出現回数の多い順に順位を付けると，例えば，「医」は592位（237回），「療」は746位（174回）となりました。ちなみに，1位は「日」（5,925回），以下「人，大，一，年，本，円，中，分，時，上，月，出，子，…」と続き，出現回数が13位の「出」（3,012回）までが3,000回を超えています。

　冒頭で触れた漢字にもどると，「譫」が2792位（2回），「鬱」が2297位（6回），「喘」が2382位（5回）と，いずれも下位に来ることが分かります。「疸」はこの調査では一回も現れていません。参考までに，医療用語に多い「やまいだれ」の付く漢字の出現状況を下に示しましょう。「病」が504位（291回）で，この中ではトップです。確かに，下位に行くほど難しい漢字が並んでいるようです。

【501～1000位】　病，痛，療，症，疲

【1001～2000位】　痩，癖，疾，癒，痢，痴

【2001～3000位】　疫，痕，疹，痔，癌，瘍，痒，痺，疼，疵，癇

【3001位以下】　痘，疱，痙，瘤，癬，疥，疳，癎

34 肝硬変（かんこうへん）

［関連］ 肝炎（かんえん）（類型B） 腹水（ふくすい）（類型B） 黄（おう）だん（類型B）
食道静脈瘤破裂（しょくどうじょうみゃくりゅうはれつ）（類型B）

まずこれだけは

肝臓が硬くなり働きが悪くなる状態

少し詳しく

肝臓が硬くなり，縮んでコブだらけになって，本来の働きができなくなった状態です。ウイルスやアルコールなどによる肝炎（→関連語）が原因で，肝臓の中の血液循環がうまくいかなくなります。長い間自覚症状がないこともありますが，肝臓の病気の中では比較的重い症状を見せます。また，肝硬変から肝がんに移行することがあります。

時間をかけてじっくりと

「肝硬変」の「肝」は「肝臓」，「硬変」は「硬く変わること」。「肝硬変」は「肝臓が硬くなる病気」です。肝臓の細胞が壊れることで，肝臓が硬くなり，縮んでゴツゴツとしたコブだらけになります。ウイルスやアルコールなどが原因で，肝臓の中の血液循環がうまくいかなくなります。自覚症状がないままゆっくりと進行する病気です。食欲不振，下痢などで始まり，腹水（ふくすい）（→関連語），黄だん（→32），むくみ，出血，食道静脈瘤破裂（りゅう）（→関連語），意識障害などの症状が現れることがあります。

こんな誤解がある

お酒を飲まなければ肝硬変にならないという誤解がある（19.7％）。

34. 肝硬変

ウイルスによる場合もあることを伝えたい。

言葉遣いのポイント

(1)「肝硬変」という言葉の認知率は高く（97.1%），理解率も高い（87.3%）。しかし，原因や症状の進み方などを正確に理解してもらうことが必要な言葉であるので，分かりやすい説明が望まれる。

(2) 自覚症状がないため，重症であっても軽く見がちである。「肝臓は沈黙の臓器です」「肝臓は我慢強いあまり，自分がだめになっているのに気づかないのです」などのたとえを用いることも，効果的である。

ここに注意！

線維が増えて硬くなりゴツゴツとしたコブだらけになった肝臓を，正常の肝臓と対比させて図示すると分かりやすい。

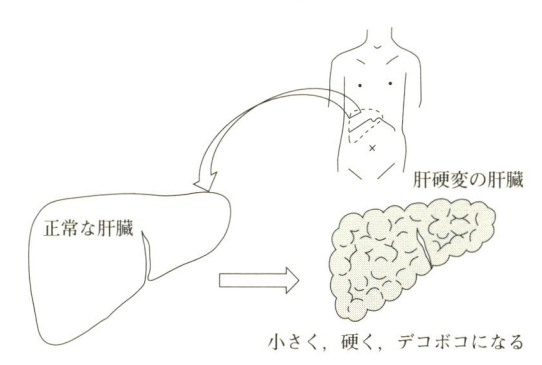

正常な肝臓　→　肝硬変の肝臓
小さく，硬く，デコボコになる

正常な肝臓と肝硬変の肝臓

関連語

肝炎（類型B）

　肝臓に炎症（→16）が起こる病気です。ウイルスによるものと，アルコールによるものとがあります。ウイルスによるものは，A型，B型，C型など，感染の仕方や治療法に違いがあります。アルコールによるものはお酒の飲み過ぎで，肝臓に負担をかけ過ぎたことが原因です。

　ウイルスによるもののA型，B型，C型の違いについては，一般

119

に理解が進んでおらず，説明の必要性が高い。

腹水（ふくすい）（類型B）

　おなかの内臓と内臓のすきまにある液体のことで，その液体が増えてたまる症状のことも言います。この液体は本来，内臓の動きをなめらかにする働きをしているのですが，内臓の病気によってこの液体が増えすぎると，ぽっこりとおなかがふくらみます。例えば，肝硬変によって血液中に水分を保つ働きが弱くなることで，血管から水分が染み出し，腹水が増加します。

食道静脈瘤破裂（しょくどうじょうみゃくりゅうはれつ）（類型B）

　食道の静脈がコブのようにふくらんで，破裂することです。これが起きると大量に血を吐き，救急治療が必要です。原因の多くが肝硬変で，肝臓で流れにくくなった血が食道の静脈にたまってコブのようになるのです。

■コミュニケーション③

説明したつもり，理解したつもり──医学教育の経験から

　わが国では，どこの医学部でも一～二年生で早期体験学習と称して，医学生が，病棟の看護師の仕事を手伝う，外来診療の患者さんに付き添う，老人保健施設で介護するなどの実習をします。これは，将来自分が働く臨床現場を知り，医師になる学習の動機付けを確たるものにすることが目的です。学年が進んで五年生になるといよいよ臨床実習。病棟に配属されて先輩の医師や研修医や看護師たちと一緒に，実際の診療の一端を担ったり，助手的仕事をします。そして六年間の医学部生活を無事終えて医師国家試験に合格すると，次は医師として二年間の研修医生活が待っています。

　早期体験学習は普通の言葉で事足りますが，臨床実習となるとそうはいきません。患者さんに「詳しくは主治医が御説明しますが，明日の検査は，こういう検査です」くらいのことは伝えられなければならないのです。しかし，この段階の医学生は医学用語を知ってはいますが，実際の患者さんに接した経験が少ないため患者さんが専門用語をどのくらい理解できるかは知りません。そこで臨床実習前には本書を一読しておくことを薦めましょう。さらに進んで医師免許取得後の臨床研修では，先輩主治医と一緒に，ときには悲しい説明をしなければならない立場におかれることがあるでしょう。聞き手の心をおもんばかり，病状説明の言葉には細心の注意が必

要です。

　現在の医学部の教育には，患者さんへの接し方や言葉遣いを修得するためのカリキュラムが組まれています。そこでは，まず学生相互に患者さん役と医療者役を体験するロールプレイにより相手を評価し合います。次の段階では模擬患者を患者さんに見立てて面接の仕方を実習し，模擬患者から改めるべき点の指摘を受けて修正します。それらをマスターした上で本物の患者さんに接する，という三段階法です。

　そうやって患者さんとの接し方を学習したはずでも，ときとして患者さんと若い医師との間に説明不足によると思われる行き違いが生じて，ぎくしゃくすることがあります。当の医師に聞くと，「患者さんへお渡しした説明内容の複写もカルテにはってありますが，ちゃんと説明し，患者さんも分かりましたとおっしゃったので……」という返事。そんなとき私が「確かに説明したという事実はあったに違いない。それによって患者さんの鼓膜が振動したことは確かだが，その内容が本当に患者さんの脳裏に刻まれたかどうか，君はどうやって確認したの。君は説明したつもりで，患者さんも理解したつもりだったんじゃあないの。君が学生のころ大学から渡された学習目標集でも『理解する』という言葉は，学習者が理解できたかどうかの確認が難しいから個別目標用語としては使ってないはずだよ」なんて言うと，当人は，この憎ったらしいジジイという目で私を見ますが，こっちも海千山千，負けちゃあいません。「そういうときは，患者さんに，『あなたの奥さんに，あなたの病気が，今，どんな状態か，私をあなたの奥さんだと思って説明してみてください。本来なら，私から奥さんに直接御説明したいのですが……』って申し上げれば，患者さんがどのくらい理解されたか確認できるね」と続けます。それから，おもむろにカルテにはってある患者さんへの説明のコピーを見ると，案の定，小難しい専門用語がいくつかあります。そこで，これじゃあダメだ！　と言いたい気持ちをぐっとこらえ「こういう本，最近出たよ」とやんわりフォローする，本書にはそんな使い方もあるでしょう。

　若い医師は，易しい言葉に翻訳する技術に乏しいことは否めません。加えて，最近の患者さんはよく勉強しているので，易しい言葉を使うと患者さんからこの医師は医学知識が少ないのではないかと勘繰られるのではないかと考えたり，易しい言葉に翻訳し過ぎると患者さんのプライドを損なうのではないかと考えたりもするでしょう。患者さんに，言語だけで伝達できる情報は極めて少ないという定説がありますが，やはり基本は言葉。まずは分かる言葉で伝え，それが正確に理解されたかどうかを確かめることが医療者に求められているのです。

類型 B　明確に説明する　B-(2) もう一歩踏み込んで

35　既往歴（きおうれき）

[関連] **既往症**（きおうしょう）（類型B）

まずこれだけは

病歴
これまでにかかった病気
これまでかかったことのある病気や手術などの診療の記録

少し詳しく

これまでかかった病気の記録のことです。現在の病気の診断や治療法の選択に重要な手掛かりとなります。「**既往症**」とも言います。

時間をかけてじっくりと

これまでかかった病気の履歴のことです。大きな病気だけでなく，薬の副作用，アレルギー，交通事故，出産経験，健康状態なども含まれます。今かかっている病気の診断に役に立ちますし，患者さんの体質を確認し，治療法の向き不向きを判断するための重要な手掛かりにもなります。

こんな誤解がある

虫垂炎など，軽かったと感じている病気は，既往歴には含まれないと誤解している患者がいる（8.1％）。特に，「大きな病気をしたことはありますか？」と聞くと，大きな病気かどうかの判断を患者に求めることになり，そのような誤解が生じる可能性がある。

言葉遣いのポイント

(1) 「既往歴」「既往症」などは，病院に何度かかかった人であれば見聞きした経験があり（認知率73.2％），使われる場面から類推して大体の意味は理解できる言葉ではある（理解率71.8％）。しかし，「既往」という言葉は日常語では使わないため，はっきりとした意味は取りにくい。「病歴」，「これまでにかかった病気」などという言葉を使う方が分かりやすい。問診票には，「これまでにかかった病気」などと書くと分かりやすい。

(2) 現在の病気の診断や治療に役立てる重要な資料という意味合いを強調するために，「病気の履歴書」というたとえを用いることも効果的である。

ここに注意！

(1) 既往歴を聞かれた患者は，聞かれたのはこの程度だろうと，自分の判断で答えてしまいがちである。答えるべき範囲や程度を誘導しながら聞き出す工夫が必要である。主な既往例を列挙しておき，チェックを入れてもらう方法も有効である。

(2) 現在の病気の診断や治療法の選択にとって，なぜ既往歴を知ることが大事であるかを言い添えたり，問診票に書き添えたりすることで，患者の理解が進み，申告漏れが減る効果が期待できる。

(3) アレルギー歴や産科歴は，問診票であれば別項目を立て，聞き取る場合は既往歴とは別に尋ねた方が，混乱も少なく漏らす可能性も減少する。

類型B　明確に説明する　B-(2) もう一歩踏み込んで

36 抗体（こうたい）

[関連]　細菌（類型B）　ウイルス（類型B）　抗原（類型B）
　　　　免疫（類型B）　アレルギー（類型B）　肝炎（類型B）

まずこれだけは

細菌やウイルスと戦い，からだを守ってくれる，人間のからだの中で作られる物質

少し詳しく

からだに入ってくる**細菌**（→15 ウイルス）や**ウイルス**（→15）に抵抗して，毒を出さないようにしたり，感染するのを防いだりする物質です。

時間をかけてじっくりと

人のからだには，細菌やウイルスなどが入ってくると，これに抵抗してからだを守ろうとする働きがあります。このときに働く物質のことを「抗体」と言います。細菌やウイルスが悪い働きをしないようにするタンパク質の一種です。

言葉遣いのポイント

(1)「抗体」という言葉は，一般の認知率は高く（認知率92.6％），漢字も難しくなく，多くの人が意味も理解している言葉である（理解率88.1％）。しかし，からだの仕組みや病気の理解のためには，言葉の意味だけでなく，医学的理解も必要になる場合がある。抗体の役割が正しく理解してもらえるように説明するのが望ましい。

(2)「からだを守ってくれる防衛軍（戦士，武器）」のように，戦いの比喩を用いるのも効果的である。この場合，「**抗原**」は，「からだに攻撃をしか

36. 抗体

ける敵」などのたとえを用いることができる。また，アレルギーの場合，抗体がからだにとって悪い働きをするが，抗体の良い働き・悪い働きを，それぞれ「防衛軍」「反乱軍」のたとえを用いて伝えることも効果的である。

(3) 場合によっては，免疫の仕組みを分かりやすく説明しながら，抗体も理解してもらうことが効果的なときもある。「免疫」（→20膠原病 の(関連語)）は，例えば，次のように説明するとよい。

　「人のからだには，自分のからだにないものを見分ける力が備わっていて，それを認識したら，『抗体』を作り出して排除します。この働きを『免疫反応』と呼びます」

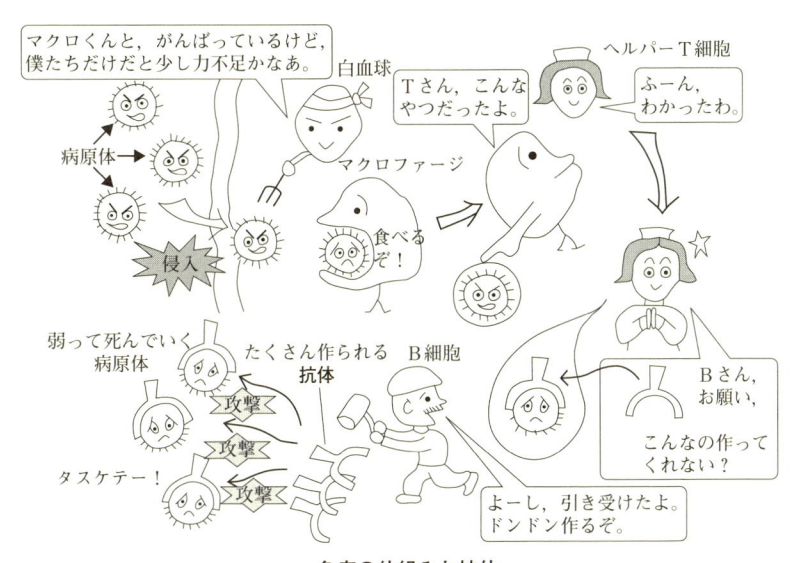

免疫の仕組みと抗体

患者はここが知りたい

(1) **アレルギー**の理解のために，「抗体」の理解が必要になる場合も多い。通常は，からだを守る働きをする抗体が，からだに不利益な働きを起こす場合がアレルギーである。例えば花粉症の場合，「本来有害ではない

類型B　明確に説明する　B-(2) もう一歩踏み込んで

花粉を『敵』だと過剰反応して，抗体が作用して，鼻水や涙で外に追い出そうとしているのです」などと説明することが，考えられる。

(2) C型肝炎の抗体検査の結果，抗体があるという結果を聞かされた際，それが良いことなのか，悪いことなのかが分かりにくい。**肝炎**（→34肝硬変　の(関連語)）が既に治っている場合と現に肝炎にかかっている場合の両方の可能性があることと，さらに詳しい検査を受ける必要があることを，きちんと伝える必要がある。

ここに注意！

抗体をＹ字形などそれぞれの種類に対応した図（前ページ）で表し，免疫反応を視覚化すると分かりやすい。身近に利用が可能な分かりやすい模式図があれば，これを利用するのもよい。

■中間報告に寄せられた意見⑤
よりよい医療のために

分かりやすい言葉を使うことは，医療者が意識すればだれでもできることであると思います。病院の言葉を分かりやすくすることは患者中心の医療を提供する上で原点とも言えます。「病院の言葉」を分かりやすくする提案は，医療の質をよくするための提案と同意と考えます。（看護師・50代）

大前提として，医療はサービス業というだけでとらえることはできません。患者の健康上の問題を具体的に解決する場としての病院では，医療者も努力する必要があります。が，患者の側も自らの疾患や健康上の問題について医学書やインターネット上で調査を行い，単に用語調べにとどまらない積極的姿勢が必要です。そうした双方の努力を通じて，医療従事者と患者の意思疎通が円滑となります。双方共通の認識を一にする地道な作業の積み重ねが，昨今の病院や医療にまつわる諸問題解決の一助となるでしょう。（医療事務・30代）

患者・医療者のコミュニケーションを良好にするためには，情報を共有することが大切です。しかし，医療用語はそれを阻害する要因の一つになっていることと，

その認識が医療者に低いことがあります。患者・医療者の両者の認識を高め，分かりやすい言語を共有して使用する必要があります。(看護師・50代)

　健康を害し，通院・入院となり医療行為を受ける患者やその家族は，どちらにとっても非日常であり混乱の中にいると思います。その混乱の最中，医療者からの説明の際に説明全体の意味を理解するのに必死であるのに，言葉一つ一つに固執したり考える余裕はありません。そのために，分かりやすい言葉を提示・使用するのはとても大切だと思います。また，これからの高齢化社会において，「医師に質問なんて…」と考える世代の方もたくさんいらっしゃると思います。昭和やそれ以前を支えてきた方々にとって，医師は偉いものという時代的・社会的・文化的概念はまだまだあるのだと思います。(実際に医師が偉いということもなく，人間対人間で上下などないのですが…)世代や性別に関係なく，国民がよりよい医療を自ら考え選択できる未来のために，この提案はすばらしいものだと思います。(看護師・30代)

　出版物やインターネットの情報だけに頼るのは危険であること，必ずプロフェッショナルの介在が必要であることを，一般も医療者も十分認識する必要があると思いました。(看護師・50代)

　かつて言語学を大学で学んでいました。そして今は言語学を離れ医療に近い所で働いているため，言葉の面でも，仕事の面でも「病院の言葉」を分かりやすくする提案に非常に興味を持ちました。全く医学的な知識のない私が医療に近い所で働き始めたので，専門的な言葉の意味が全く分からないことがしょっちゅうでした。独学で知識を得ようとするも，専門的な言葉で解説されたものでは本当に知識として吸収できたのかどうなのか，そして患者さんに正しく伝えることができるのか不安です。以前から医療現場のコミュニケーションは未熟というか，未発達というか，うまく表現できませんがそんな印象を持っていました。医療に関する問題が取り上げられる昨今，このような提案は解決策の一つになるかもしれません。(コメディカル・20代)

類型B　明確に説明する　B-(2) もう一歩踏み込んで

37　ぜん息(そく)

[関連]　炎症(えんしょう)（類型B）　ぜん鳴(めい)（類型A）

まずこれだけは

気管支などの空気の通り道が炎症などによって狭くなる病気

少し詳しく

気管支などの空気の通り道が炎症（→16）などによって狭くなる病気です。夜中や明け方に，ひゅうひゅう，ぜいぜいと笛が鳴るような呼吸の音とともに，発作的に激しくせき込みます。

時間をかけてじっくりと

気管支などの空気の通り道が炎症などによって狭くなる病気です。夜中や明け方に，ひゅうひゅう，ぜいぜいと笛が鳴るような呼吸の音とともに，発作的に激しくせき込みます。「喘息(ぜんそく)」の「喘(ぜん)」は「はあはあとあえぐ」こと，「息」は「息をする」こと。「喘息」というのは，「あえぎながら息をすること」を言います。

こんな誤解がある

「ぜん息」は病名ではなく，症状を表す言葉だと誤解している人がいる（14.3％）。このことと関連して，我慢すればよいとか，自然に治るとか（6.6％），死ぬことはないとか（12.5％），軽く見ている人もいる。

言葉遣いのポイント

(1)「ぜん息」という言葉はほとんどの人が知っている（認知率98.3％）。上記のような多種多様な誤解があるのは，「ぜん息」という言葉が古くから使われ，長い間にわたって，様々な迷信がしみついてきたことによる

ものである。誤解や迷信を解くような、明解な説明が必要である。

(2) 例えば、「いわゆるぜん息」だと言った上で、病気の症状や治療方法、今後の見通しなどを述べる中で、患者の持っている「ぜん息」への先入観を打ち消すことが大事である。

(3) ぜん息が怖い病気であることを伝える方法の一つとして、日本では毎年5～6千人がぜん息で亡くなっていることを伝えるのも効果的である。

関連語

ぜん鳴（類型A）

呼吸をするときに出る、「ひゅうひゅう」「ぜいぜい」という音のことです。気管や気管支が狭くなることが原因で、呼吸が困難になる兆候でもあるので、注意が必要です。

「ぜん鳴」（喘鳴）という言葉は、一般にはなじみがないので、患者に対しては使わない方がよく、「ひゅうひゅう」「ぜいぜい」など具体的な音で表すと分かりやすい。

類型B　明確に説明する　B-(2) もう一歩踏み込んで

38 尊厳死（そんげんし）

[関連] 延命処置（えんめいしょち）（類型B）　安楽死（あんらくし）（類型B）

まずこれだけは

患者が自らの意思で，延命処置を行うだけの医療をあえて受けずに死を迎えること

少し詳しく

医師が，患者さんの人間としての尊厳を最大限に受け止め，場合によっては，ただ延命を図るだけの処置を差し控え，安らかに人生を終える選択を与えることです。何よりも，患者さんの希望を尊重します。

時間をかけてじっくりと

患者さんが，過剰な延命処置（→関連語）を拒否し安らかな死を望むことを，あらかじめ意思表示しておき，人間としての尊厳を保ちつつ死を迎えることです。この言葉は，医療技術の進歩が，一面で苦痛を伴う延命治療を受ける患者を生み出していることへの反省から生まれた考え方です。

こんな誤解がある

尊厳死は，安楽死と同じことであるという誤解が多い（28.7％）。次の点で異なることを明確に伝えておく必要がある。**安楽死**は，末期患者の苦痛を除去し，死期を早めることを目的としている。それに対して，尊厳死は，死期の引き延ばしをやめることを目的としている。人間としての尊厳が保たれているうちに自然な死ができるようにとの考えから生まれた概念である。

言葉遣いのポイント

「尊厳死」という言葉の認知率（90.9％），理解率（87.3％）は，ともに高いが，その内容を正しく理解している人は必ずしも多くないと考えられる。患者がその理念を自分のこととして理解できるように努めたい。

ここに注意！

死の迎え方は患者自身が決めるべきであるが，医師は，患者の命を救いたい思いと患者の意思決定を尊重したい思いとの板挟みで悩むことが多い。患者と医療者が十分な信頼関係を築いていることが大前提である。また，今後，社会的な議論がより必要であろう。

関連語

延命処置（類型B）

生物的な死の到来を延ばすための医療行為のことです。

尊厳死を選ぶ患者とのコミュニケーションの場面では，過剰な延命処置を拒否するという文脈で使われることが普通である。そうでない患者に対してこの言葉を使う場合，延命処置には治療効果があると誤解される場合がある。このような誤解がないように，治療効果がないことや，必ずしも救命できるわけではないことを説明するようにしたい。

39 治験(ちけん)

[関連] **臨床試験**(りんしょうしけん)（類型B）

まずこれだけは

新薬の開発のための人での試験

少し詳しく

新しい薬を開発するために，人での効果や安全性を調べる試験のことです。動物実験などで効果や安全性が確かめられたものについて，人での試験に進みます。

時間をかけてじっくりと

新しい薬を開発するために，人での治療の効果や安全性を調べる試験のことです。製薬会社が開発する新しい薬は，厚生労働省の承認が必要です。この承認を受けるために行われるのが「治験(ちけん)」です。動物実験などで効果や安全性が確かめられたものについて，人での試験に進みます。「治験」は，「治療の試験」という意味です。

こんな誤解がある

(1) この言葉を初めて見聞きする人は，その人に合っているかどうか試験的に治療してみることと誤解したり（16.0％），「チケン」と耳で聞いても，漢字が思い浮かばなかったりする場合がある。
(2) 「治験(ちけん)」は国語辞典には，この言葉の古い意味である「治療のききめ」などと書かれている場合が多く，現在病院で使われている「治験」とは違う意味に受け取ってしまう危険性がある。
(3) 薬を無料で投与してもらえるものだと誤解する人や（14.2％），効果や毒性も分からない薬物を投与する人体実験のようなものだと誤解する人

も（9.3％）いる。

言葉遣いのポイント

（1）認知率（68.6％），理解率（63.0％）ともにあまり高くない。患者に説明するときには，その意味をはっきりと伝えたい。
（2）この言葉を使う場合は，「治験」と漢字に書き，「治療の試験」の意味であることを伝えた上で，開発中の新薬の試験であることをきちんと説明したい。

ここに注意！

治験に参加するかどうかを決めるのはあくまで患者であり，十分に説明を尽くした上で協力をしてもらうことが必要である。治療法の選択肢の一つとして治験を示す場合も，まずはあくまで治療の試験であることを理解してもらう必要がある。

関連語

臨床試験（類型B）

新しい薬や治療法などの有効性や安全性を調べるために，人間を対象として行われる試験研究のことです。この臨床試験のうち，新薬の開発を目的として行われるものを「治験」と言います。

「臨床試験」は，比較的知られている言葉なので（認知率92.0％，理解率85.4％），上記の説明のように「治験」を説明する際に持ち出すのもよい。

40 糖尿病（とうにょうびょう）

[関連] **インスリン**（類型B）　**血糖**（けっとう）（類型B）　**尿糖**（にょうとう）（類型B）
合併症（がっぺいしょう）（類型B）

まずこれだけは

高血糖が慢性的に続く病気
高血糖症

少し詳しく

血液の中には、からだに必要なエネルギー源であるブドウ糖があります。ブドウ糖がからだで処理できない濃度になるのが糖尿病です。治療せずにいるとほかの重大な病気になります。

時間をかけてじっくりと

からだに必要なブドウ糖を血液は運びますが、ブドウ糖の濃さが必要以上に高くなる病気です。膵臓（すいぞう）が出す**インスリン**（→14）というホルモンが作られなかったり、量や働きが不十分だったりするために起こります。自覚症状はありませんが、そのままにしておくと、血管が弱って詰まって破れたり、目が見えなくなったり、腎臓（じんぞう）も弱ったりと、様々な病気の元になります。

こんな誤解がある

(1) 「糖」を「砂糖」のことだと考え、甘いものの取り過ぎで起きる病気という誤解が非常に多い（47.9％）。
(2) 食べ過ぎだけが原因だと思っている人もいて（8.5％）、食事制限さえすれば治ると誤解する人も多く（23.8％）、食事制限ばかりに過剰に気を遣う人がいる。栄養のバランスも重要であることを伝えたい。

(3) 「尿」に「糖」が出る病気だとだけ思っている人もいる。尿に糖が出なくても，血液中の糖分が高くなれば，糖尿病であることを理解してもらう必要がある。

言葉遣いのポイント

(1) 「糖尿病」という言葉はよく知られているが（認知率99.5％，理解率87.5％），字面から尿に糖が出る病気だと受け取られることもある。この名前は，血液の中に糖があることが分かっていなかった時代に付けられたものである。糖尿病は**血糖**（→**関連語**）が増える病気であることを，明確に伝えるべきである。

(2) 誤解が起きることもある「糖尿病」という言葉を使わず，「高血糖症」という言葉を用いることも考えられる。しかし，「糖尿病」という言葉はすっかり定着しており，上に述べたような誤解は，言い換えや説明をきちんと加えることで回避できよう。

ここに注意！

(1) 「糖尿病」と呼ばれる病気には二種類あり，「1型糖尿病」と「2型糖尿病」と呼び分けられる。「1型糖尿病」は，からだの中でインスリンが作られなくなったために起きるもの，「2型糖尿病」は生活習慣などによって，インスリンの作用不足が起きるものである。糖尿病患者のうち，「1型糖尿病」は約5％，「2型糖尿病」は約95％である。

(2) 「糖尿病」という病気は，よく知られているように見えるが，イメージでとらえている人も多く，病気の仕組みや危険性をよく分かっていない人も多い。「糖尿病」の大部分を占める「2型糖尿病」の場合は過食，運動不足，ストレス，飲酒などによる生活習慣病の一種であることを強調し，総合的な健康管理に役立てたい。

(3) 糖尿病が怖い病気であるのは，**合併症**（→46）を引き起こすからであることを，例えば次のように伝えたい。

「糖尿病による合併症は，動脈硬化などの血管の病気，手足の感覚低

類型B　明確に説明する　B-(2) もう一歩踏み込んで

下や自律神経障害，視力の低下，腎臓（じんぞう）の機能低下などです。糖尿病を治療せずに放っておくと，これらが悪化して，手足の先がくさってしまったり，失明したり，腎不全になって透析を受けなければならなくなることもあります。また，脳梗塞（こうそく）や心筋梗塞にもかかりやすくなります。タバコを吸っているとその危険性がさらに高くなります」

関連語

血糖（類型B）

血液に含まれるブドウ糖のことです。この量を測る検査で「血糖値」が高いと，高血糖と判定され，糖尿病と診断されます。

「血糖」は認知率は高いが（96.3％），理解率（78.3％）と差があり，意味を正しく理解していない人が少なくない。糖尿病との関係で，明確に理解してもらえるようにしたい。

尿糖（類型B）

尿の中に含まれているブドウ糖のことです。健康な人は普通，尿にブドウ糖は含まれませんが，血糖値の高い状態の人は血液中のブドウ糖が，尿の中に出てくるのです。血糖値が高いかどうかを知る目安として，この尿糖の検査をします。まれに，血糖値が高くなくても腎臓（じんぞう）の不具合で尿にブドウ糖が出る人がいますが，これは腎性糖尿といって，本当の糖尿病ではありません。

糖尿病を尿に糖が出る病気という程度にしか理解していない人も多いので，糖尿病の診断には尿糖よりも血糖が重要であることを知っておいてもらうためにも，大事な用語である。

■中間報告に寄せられた意見⑥

医療の現状の問題点

　説明が難解であるとか，用語が分かりにくいということは，法律，政治の分野でも同じことが考えられると思います。基本はじっくり時間をかける余裕があれば大体の問題は解決できるのですが，現実的には非常に難しい。医師に時間的余裕を持たせる勤務体制になることが本当は最良の方法と思います。なぜなら患者さんたちは医師からの説明を最も希望されており，医師も時間的余裕さえあればだれでも理

解できるようには説明できます。(医師・50代)

　医療従事者が最近父母の通院に家族として付き添ってみて，しみじみ実感したことを述べます。言葉が難しいという問題は，確かにありますが，それよりも時間がないという障害が大きいのではないでしょうか。医師も一生懸命かみ砕いて説明しようと努力をしています。いかんせん，とにかく時間がなくて，三分診療の中では，私自身の訴えたいこと，確かめたいことも言えないし，医師はそれを聞くより自分の言いたいことや説明を述べるので精一杯という状況なのです。聞きたくても聞けない，言えないという医療の状況を変えなければと思いました。今回の取り組み自体はとても重要で有意義でありますが，分かりやすく，コミュニケーションを取るための問題の解決は，もっと複合的で構造的な問題なのではないでしょうか。(看護師・医療系の教員・50代)

　提案を拝見し「医療現場の問題」を改めて感じました。適切な医療を行うためには，患者さんとの会話が重要であると認識していながら，「時間がない」の一言で片付けようとしてしまう傾向が医療現場にはあります。難しい言葉や外来語，医療専門語を多く使い，結果として「患者さん（国民）のために医療を行う本質」を忘れ，「効率良く短時間で威圧的に医療を施す手段」にしてしまっている気がします。薬学部も六年制になり医師と同様に実務実習が義務化されます。実務実習生が医療現場で感じる戸惑いが「患者さんの戸惑い」に近いと思います。医学生や薬学生が実務研修中に気づいた「分からない言葉」を集めると具体性が高まるかもしれません。(薬剤師・30代)

　医療で最も大切なことはコミュニケーションですが，医学部では言葉についての教育はほとんどなされません。これは大学教育が文科系，理科系と分かれていることも大きな原因です。実は医療系の人々にこそ，日本の言葉，日本の文化をよりよく理解してもらっていないと，お年寄りから幼小児までの診療を行う際のコミュニケーションがうまく取れません。治療方針を立てる際には個々の患者さんの生活に十分に配慮して行う必要があります。そのためには，生活文化の根本を成す言葉の教育が必要なのです。(医師・50代)

類型B　明確に説明する　B-(2) もう一歩踏み込んで

41　動脈硬化(どうみゃくこうか)

[関連]　狭心症(きょうしんしょう)（類型B）　心筋梗塞(しんきんこうそく)（類型B）　脳梗塞(のうこうそく)（類型B）
　　　　脂質異常症(ししついじょうしょう)（高脂血症(こうしけっしょう)）（類型B）　血栓(けっせん)（類型B）

まずこれだけは

動脈の血管の壁が硬く，厚くなって，弾力を失った状態

少し詳しく

動脈の血管が，年齢とともに老化して，弾力性を失って硬くなった状態です。血管の内側に様々な物質がこびりついて狭くなり，血液の流れが悪くなります。

時間をかけてじっくりと

動脈の血管が，年齢とともに老化して，弾力性を失って硬くなった状態です。血管の内側に，悪玉コレステロールといわれる脂肪やカルシウムがこびりついて，血管が狭くなり，厚く硬くなった状態です。この状態が続くと，狭心症（→関連語）や心筋梗塞（→関連語），脳梗塞（→関連語）という危険な病気を引き起こすことがあります。原因は，喫煙，運動不足などの生活習慣によるもののほか，高血圧や脂質異常症（→関連語）などです。

こんな誤解がある

(1)「硬化」という言葉から「動脈の血管が硬くなること」だけをイメージしがちであり，血液の流れが悪くなることが引き起こす重大な病気に考えが及ばない人が多い。

(2) 年齢を重ねれば必ず起きる防ぎようがないものだという誤解がある。一方，若い人はならないという誤解もある（19.9%）。

言葉遣いのポイント

(1) 「動脈硬化」は，認知率（97.2％），理解率（92.8％）ともに極めて高い。しかし，動脈硬化が多くの危険な病気の原因になっていることは，必ずしも知られていないと考えられる。その危険性を正しく理解してもらえるような説明を加えたい。

(2) 血管を水道管にたとえ，コレステロールなどこびりつく物質をヘドロにたとえて説明するのも，分かりやすい。また，水道管の老朽化のイメージは分かりやすいので，これと同じような絵を描いて説明すると効果的である。

(3) 高血圧，脂質異常症（高脂血症），**血栓**（→ 関連語），狭心症，心筋梗塞，脳梗塞などと動脈硬化の関係を，相関図（→次ページ）として示すと分かりやすい。

関連語

狭心症（類型B）

動脈硬化などにより，心臓の筋肉に酸素やエネルギー源を送る血管の血のめぐりが悪くなり，胸のあたりにしめつけられるような痛みが起こる病気です。

「狭心症」の認知率は94.2％と比較的高く，字面から心臓がしめつけられて苦しくなる病気だということは類推できる。しかし理解率は76.8％と低く，その原因が動脈硬化で血管が細くなることや，一時的に血管がぎゅっと縮んで細くなることによる血のめぐりの悪化にあることを理解している人は少ないと考えられる。動脈硬化の説明の際には，動脈が硬くなることによって起きる病気の一つとして，狭心症を例に挙げるのは効果的である。

心筋梗塞（こうそく）（類型B）

動脈硬化により，心臓の血管の血のめぐりが悪くなったり，狭心症が進行したりして，ついには血が流れなくなり，心臓の筋肉が破壊されてしまう状態です。

「心筋梗塞」という言葉は認知率が99.2％と高く，よく知られている。しかし理解率は80.2％と認知率と差があり，漠然と心臓の恐ろしい病

類型B　明確に説明する　B-(2) もう一歩踏み込んで

気だと思われているようで，その原因が動脈硬化にあることはあまり理解されていないと考えられる。「動脈硬化」の説明の際には，動脈が硬くなることによって起きる怖い病気の一つとして，「心筋梗塞」も例に挙げたい。また，「梗塞」という言葉も難しいので，「つかえてふさがること」のように注釈を加えたい。

脳梗塞（類型B）

　脳の血管が詰まり血液が流れなくなり，脳の細胞が破壊されてしまう状態です。

　「脳梗塞」という言葉は比較的知られていると考えられるが，その原因が動脈硬化にあることは理解していない人も多いと考えられる。「動脈硬化」の説明の際には，動脈が硬くなることによって起きる怖い病気の一つとして，「脳梗塞」も例に挙げたい。また，「梗塞」という言葉も難しいので，「つかえてふさがること」のように注釈を加えたい。

脂質異常症（高脂血症）（類型B）

　血液の中の脂肪が，異常な値を示す状態のことです。「脂質」とは脂肪のことです。血液検査によって，LDLコレステロール（悪玉），HDLコレステロール（善玉），中性脂肪などの数値を総合して判定します。この症状になると，動脈硬化を進行させ，心筋梗塞や脳梗塞を引き起こす危険性が高くなります。

血栓（類型B）

　血管をふさいでしまう血のかたまりです。この血のかたまりが，心臓の血管をふさぐと心筋梗塞，脳の血管をふさぐと脳梗塞になります。

　「血栓」は認知率（94.6％），理解率（90.8％）ともに高いが，血栓が原因となって血が流れなくなることで重大な危険を招くことは，あまり知られていないと考えられる。この点をきちんと説明したい。

41. 動脈硬化

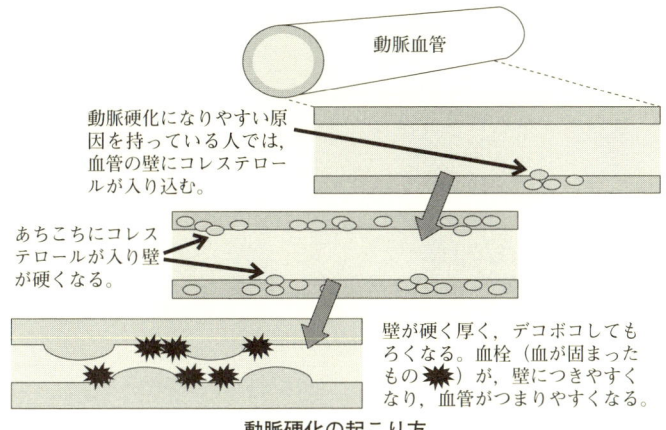

動脈血管

動脈硬化になりやすい原因を持っている人では，血管の壁にコレステロールが入り込む。

あちこちにコレステロールが入り壁が硬くなる。

壁が硬く厚く，デコボコしてもろくなる。血栓（血が固まったもの ✦）が，壁につきやすくなり，血管がつまりやすくなる。

動脈硬化の起こり方

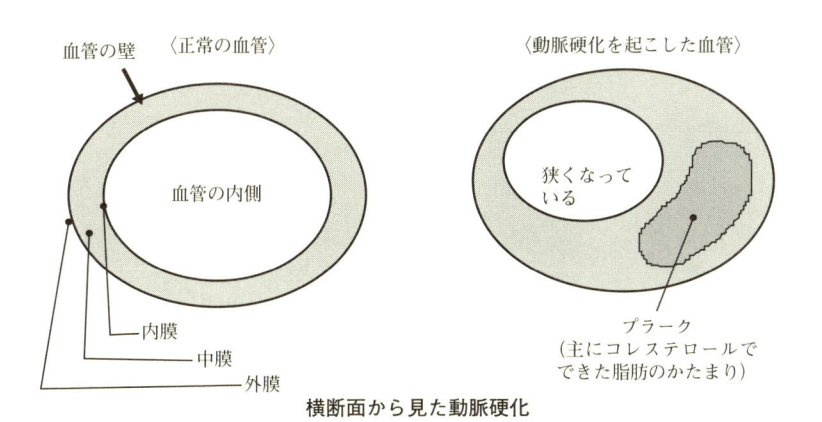

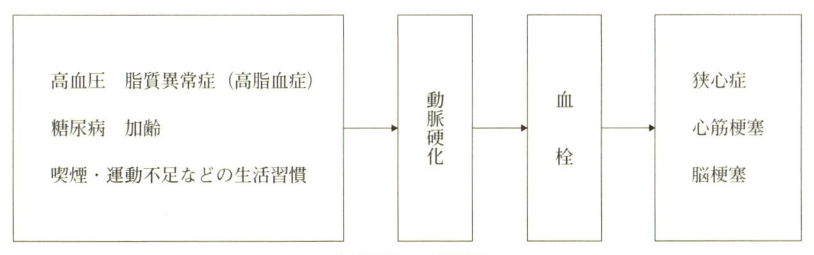

〈正常の血管〉

血管の壁
血管の内側
内膜
中膜
外膜

〈動脈硬化を起こした血管〉

狭くなっている

プラーク（主にコレステロールでできた脂肪のかたまり）

横断面から見た動脈硬化

| 高血圧　脂質異常症（高脂血症） 糖尿病　加齢 喫煙・運動不足などの生活習慣 | → | 動脈硬化 | → | 血栓 | → | 狭心症 心筋梗塞 脳梗塞 |

動脈硬化の相関図

日常語で　正しい意味を　踏み込んで　混同を避けて　普及を図る

類型B　明確に説明する　B-(2) もう一歩踏み込んで

42　熱中症(ねっちゅうしょう)

［関連］　**熱射病**(ねっしゃびょう)（類型B）　**日射病**(にっしゃびょう)（類型B）

まずこれだけは

高温・高熱にさらされるために起こる，命にかかわることもある病気

少し詳しく

高温や高熱に長時間さらされたために，体温調整がうまくいかなくなって，急に高熱が出たり，意識不明におちいったりする病気です。

時間をかけてじっくりと

高温や高熱に長時間さらされたために，体温調整がうまくいかなくなって，急に高熱が出たり，意識不明におちいったりする病気です。「熱中」の「中」は，「的中」の「中」と同じで，「あたる」という意味。「熱中」とは，「熱に中(あた)る」ことです。

こんな誤解がある

(1) 暑い夏だけに起きる病気だという誤解が多い（34.7％）。また，室内にいるとかからないという誤解もある（11.2％）。夏に多いがほかの季節でも起きることや室内でも起きることを伝えたい。

(2) 体力がある人や若い人はかかりにくい病気だという誤解もある（12.7％）。体力や年齢にはかかわりなく起きる危険があることを伝えたい。

(3) この病気のうち，程度の厳しいものを指す**「熱射病」**が，**「日射病」**の言い換えであるという誤解もある。「熱中症」「熱射病」「日射病」のよく似た言葉の使い方にも気を付けたい。

ここに注意!

「日射病」「熱射病」との関係を理解していないことも,「熱中症」に対する誤解が多い原因になっている。「日射病」は,直射日光に当たって起きるもので,「熱中症」の原因による分類であり,「熱射病」は,「熱中症」の症状の重いもので,程度の違いによる分類であることを,必要に応じて説明したい。

■中間報告に寄せられた意見⑦
患者も知る意欲を持ってほしい

病院の言葉を分かりやすくすることも必要だと思いますが,自分の病気,病状を知ろうとしない,知りたくない,すべて医師まかせ,自分がどんな薬を内服しているかさえ知らない(説明は受けているはずなのに)人が多すぎます。(医師・50代)

人は,多くの場合言葉を使ってコミュニケーションします。コミュニケーションとは,双方向に情報を伝達することです。「病院の言葉」を分かりやすくする提案は,医療者側に対する教育だけでなく,患者側にも教育する手段として利用できればさらによい仕事になると思います。(薬剤師・40代)

患者さんは,病院に来ると「まな板の上の鯉」で,何も言いませんし,簡単に「ハイ」と返事をします。国民の意識を変えることが非常に重要と考えます。(看護師・40代)

一般市民にとって,提案された言葉は家族に医療関係者がいれば別ですが,病気にかかって初めて接する言葉群と思います。健康な方にとって病院は特別な社会と思われるかもしれませんが,病気も生活そのもの(四苦)であります。生活用語の一部としての国語教育の中に含めていただきたいと願っております。(薬剤師・60代)

類型B　明確に説明する　B-(2) もう一歩踏み込んで

43　脳死(のうし)

[関連]　**植物状態(しょくぶつじょうたい)**（類型B）

まずこれだけは

脳の機能が失われてしまった状態

少し詳しく

　脳の機能が失われてしまって，今後回復が見込めない状態です。心臓は動いていても，脳幹と呼ばれる脳の中枢が働かなくなった状態で，多くの場合10日ほどで心臓も止まって死亡に至ります。

時間をかけてじっくりと

　脳の機能が失われてしまった状態で，今後回復が見込めない状態です。心臓は動いていても，脳幹と呼ばれる脳の中枢が働かなくなった状態で，10日ほどで心臓も止まって死亡に至ります。法やガイドライン[1]で決められた要件を満たした，複数の医師による脳死判定で決められます。

こんな誤解がある

　植物状態と脳死の患者を混同する誤解がある。この違いは脳幹が働いているかいないかにある。**植物状態**は，脳幹が働いており，生命の維持はでき，適切な医療を行えば十数年も生存できる。一方脳死は，脳幹が働いておらず，10日程度で死亡する見通しである。

1）「臓器の移植に関する法律」（臓器移植法）および「『臓器の移植に関する法律』の運用に関する指針（ガイドライン）」。

43. 脳死

言葉遣いのポイント

(1) 「脳死」という言葉は，認知率98.3％，理解率96.6％とともに極めて高い。言葉と意味はよく知られていると考えられる。しかし，その詳しい内容は知られておらず，家族が脳死になった場合など，説明を受けて判断を求められると，混乱する場合がある。家族は何を考えて何を決めればよいのかが分かるように説明することが望まれる。

(2) 脳死の説明は，臓器移植の意思のある患者の場合と，そうでない患者の場合とで分けて対応するのが効果的である。臓器移植の意思のある患者の場合は，法律の説明と臨床の説明の双方を丁寧に行う必要がある。臓器移植の意思のない患者の場合は，臨床の説明に重点を置いて説明するのがよい。

ここに注意！

(1) 脳死をいつの時点で診断するかが，臓器移植の意思のある患者の場合，重要になる。臓器移植法では臓器を移植する場合に限って「脳死を人の死」として，脳死判定後，移植の処置が始まる。この時期が遅れるほど，移植には不利な状況となるため，あらかじめそのような意思のある患者の場合は家族にも診断後の手順を説明しておく必要がある。またその際には，移植コーディネーターが，家族への支援も行う。

(2) 臓器移植の意思がない患者の場合は，脳死という言葉を用いなくても，この後は，10日程度で死亡することの見通しを家族に伝えて，家族が心の準備ができるように配慮する。

(3) 日本では「心臓死」を人の死と考える（感じる）人も多いので，患者の状態について，言葉を選んで丁寧に説明する必要がある。

類型B　明確に説明する　B-(2) もう一歩踏み込んで

44 副作用（ふくさよう）

[関連]　**有害事象**（ゆうがいじしょう）（類型B）　**副反応**（ふくはんのう）（類型A）　**ステロイド**（類型B）
　　　　抗がん剤（こうがんざい）（類型B）　**糖尿病**（とうにょうびょう）（類型B）

まずこれだけは

病気を治すために使った薬による，望んでいない作用

少し詳しく

　どんな薬にも目的に合った働きと目的に合っていない働きとがあります。例えば風邪薬を飲むと，風邪の症状を抑える反面，眠くなることがありますが，眠くなるのは，副作用です。副作用には害のあるものもあれば，害のないものもあります。もし有害な反応が出てしまった場合は，すぐに電話などで連絡してください。

時間をかけてじっくりと

　薬による，病気の治療に役立たない働きや，有害な反応のことを広く「副作用」と呼んでいます。副作用は，薬がもたらす光に対する影の部分と言えます。副作用には害のあるものもあれば，害のないものもあります。害のあるものの場合は，特に丁寧に説明しますので，よく聞いてください。どんなにいい薬にも副作用はあります。からだに害を与えるものを「**有害事象**」と言うことがあります。

こんな誤解がある

(1) 漢方薬には副作用がないと思い込んでいる人が多い（誤解率27.0％）。漢方薬を処方するときにも，副作用が起きることがあることを言い添えるなど，どんな薬にも副作用があることを理解してもらうように努める

ことが必要である。

(2) 反対に，**ステロイド**（→24）や**抗がん剤**（→33化学療法 の(関連語))など，ある種の薬には強い副作用があって危険だ，と思い込んでいる人も多い。副作用が怖いからといって，服用をやめたり，量を減らしたりしてよいと思っている人も多い（誤解率26.1％）。副作用があるからといって過度に怖がることはないことを伝えることも重要である。

(3) **糖尿病**（→40）で血糖値を下げる薬を飲んでいるときに食事が遅れると低血糖になる場合がある。これを副作用と誤解する人がいるが，これは薬そのものの作用である。

不安を和らげる

(1) すべての薬に副作用があるということを述べた上で，それでもこの薬を使う理由は，副作用より好ましい作用が大きいからだ，ということを納得してもらうとよい。医師がその薬の副作用のことをきちんと理解した上で，選んでいるということを説明するだけで，患者の不安はかなり減る。

(2) 患者にとって副作用の可能性が大きい薬を飲むことには不安がつきまとう。(言葉遣いのポイント)を参考に副作用が出たときの対処方法をきちんと説明し，何かあったときはすぐに（次の診療を待つのではなく）医師の指示を仰ぐように言っておけば，患者の不安は軽減する。

言葉遣いのポイント

　　薬を処方する際にはいつも，「どんな薬にも必ず副作用が出ることがあります。副作用が出るかどうかは処方する医師でも完全に予測することはできません。もし薬を飲んで具合の悪いことがあったら，薬を飲むのをやめて，すぐに電話で連絡してください」と話しておくことが大切である。

類型B　明確に説明する　B-(2)　もう一歩踏み込んで

ここに注意！

薬で副作用が出ると「悪い薬」を出されたと患者は思ってしまい，同時にそれを出した医師を「悪い医者」と思ったりもする。薬剤一つ一つの副作用の説明を「各論」とすれば，日ごろから「薬には必ず副作用がある」ことをいつも説明しておく「総論」がより大切である。

関連語

副反応（類型A）

ワクチンの予防接種によって起こる，望んでいない反応です。薬の副作用と同じことが，ワクチンについて起こる場合「副反応」と言います。どんなワクチンにも副反応があり，からだにとって害のあるものもあれば，害のないものもあります。

副作用の場合と同じく，過度に不安に感じる人がいるので，不安を軽減する言葉遣いの工夫が望まれる。

■コミュニケーション④

医療と通訳──コミュニケーションの視点から

　医療の場における言葉とコミュニケーションの問題は，最近になって大きな関心が寄せられるようになっています。特に，患者が日本語を解さない場合の医療コミュニケーションの問題は深刻です。日本では，通訳体制を整備している病院は限定されており，通常は患者自身が家族や友人に頼むか，自治体のボランティア通訳者に頼ることになります。医療通訳者（medical interpreter, healthcare interpreter）という専門家は少数で，大半は素人がボランティアという形で貢献しているのが現状です。この数年，各地に医療通訳に関するNPOなどが設立され研修を実施していますが，環境整備は決して十分とは言えません。
　医療通訳に関する問題は三点にまとめられます。
　1）必要とされる言語の多様性
　　　日本社会は急速に多言語化しており，様々な言語が日常的に必要とされています。現在の日本で必要な言語は50を超えると言われ，特に中国語，韓国語，

スペイン語，ポルトガル語の通訳者が不足しています。
2）医療通訳専門職化の必要性

「ある言語が話せる」ことと「通訳ができる」ことは同じではありません。この基本が理解されていないため，外国語を話せるというだけで訓練を受けたことのないボランティアに通訳を依頼することが当然視されていますが，誤訳から誤診につながる可能性もありますから，患者の利益を考えれば残念なことです。きちんとした養成と資格認定を行うことで，医療通訳者が専門職として認知され正当な報酬を受けることが可能になり，これは長期的に考えると医療の改善につながります。「医療や医療用語に関する専門知識」「通訳技術」「異文化コミュニケーションに関する知識」「医療通訳倫理」などの教育訓練と研修，資格認定制度の整備は今後の最優先課題だと言えます。

3）「通訳者の役割」をめぐる議論

「何も足さない，何も引かない」が医療通訳倫理ですが，二つの異なった言語をつなぐパイプ役に徹した透明な存在であるべきなのか，文化的な違いを考慮に入れての仲介役を担うのか，通訳に関する本質的な問いは，医療という場で鮮明に表れると言えます。

医師と患者の間に起こるコミュニケーションは，人間の生命にかかわる内容です。それに加え，専門家としての医師と，知識もなく病と不安を抱えている患者という力関係が目に見えない形で作用する対話であることから，通常の会話よりはるかに微妙な問題を抱えます。日本語を話す者同士でさえ相互理解が難しいのですから，その場にいるのが日本語を話さない外国人となれば，「医療コミュニケーション」の問題に「異文化コミュニケーション」という要素が絡むことになり，事態は複雑なものにならざるを得ません。そのような医療現場で二言語を橋渡しする通訳者は，大きな責任を持つことになります。医療コミュニケーションの重要性を深く認識し，医師の立場と患者の気持ちの双方を理解しつつ，医療という状況で仲介役を担う自らの役割を常に振り返りながら通訳に取り組むことが不可欠となります。

類型B　明確に説明する　B-(2) もう一歩踏み込んで

45　ポリープ　polyp

まずこれだけは
胃や腸の内側にできる，いぼやきのこのような形のできもの

少し詳しく
　　胃や腸の内側にできる，いぼやきのこのような形のできもののことです。良性のものと悪性のものとがありますが，悪性のものに変化するおそれがあると診断された場合は，手術や薬で取り去ります。

時間をかけてじっくりと
　　胃や腸の内側にできる，いぼやきのこのような形のできもののことです。良性のものと悪性のものとがありますが，悪性のものに変化するおそれがあると診断された場合は，手術や薬で取り去ります。最近は，小さなポリープのうちに，内視鏡で簡単に取り去る方法もあります。ポリープは内臓にできることが多いですが，声帯や鼻の奥の粘膜や皮膚にできる場合もあります。

こんな誤解がある
　　ポリープは悪性のものではない，という誤解が多い（24.1％）。ポリープはすべて，小さなうちにすぐに取り去ってしまった方がよいという誤解も多い（32.6％）。

言葉遣いのポイント
　　「ポリープ」という言葉の認知率（97.8％）と理解率（91.9％）は高い。

しかし，自分のからだにポリープが見つかった際にどうすればよいか，的確に判断できる人ばかりではないと考えられる。ポリープを適切に理解でき，治療について的確な選択ができるように，患者はここが知りたいに記すような点に注意して説明を工夫する必要がある。

患者はここが知りたい

(1) 患者は，見つかったポリープが，がんなのか，今後がんになるおそれがあるかどうかに，一番関心がある。ポリープができた場所，大きさ，形状などによって，がんになる危険性は異なってくることなど，一般的な知識を説明するのが望ましい。その上で，見つかったポリープの危険性について，できるだけ分かりやすく説明したい。

(2) ポリープが見つかった場合，手術を勧められる患者，様子を見ることを勧められる患者，その選択をゆだねられる患者，それぞれに不安や迷いは少なくない。患者が納得して治療法を選べるように，情報を整理して提供したい。

ここに注意

ポリープががんになるかどうかについては医学的にも不明なところがあり，説明が難しい場合もあろう。しかし，患者にとって一番の関心事であるので，はっきりしないということも含めて，分かりやすく説明することが必要である。

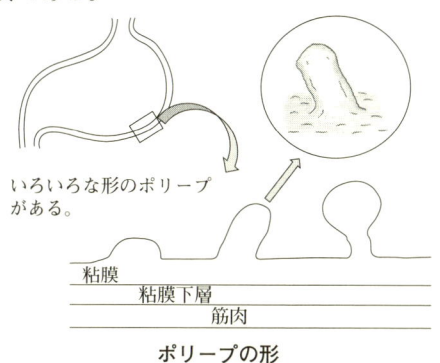

いろいろな形のポリープがある。

粘膜
粘膜下層
筋肉

ポリープの形

■コミュニケーション⑤
手話通訳者の役割と，医療の手話

聴覚障害者への情報・コミュニケーション保障
　「患者主体」の医療は，医療者と患者の間で情報や意思を確実に伝え合うところから始まります。ところが，患者が聴力に障害がある場合，音声による会話では，それは達成できません。耳が聞こえないというだけで，医療を受ける権利そのものが制限されることのないよう，医療者側は十分に配慮すべきでしょう。聴力の全くない患者に向かって大声で話しかけたり，身振り手振りだけで指示したりするのでは，思わぬ医療事故にもつながります。
　医療者自身がペンを取って書く「筆談」は，かかりつけの医院で簡単な風邪などの治療を受けるときには便利な手段です。しかし，限られた診療時間内に，様々な情報をすべて書いて伝えるのは難しいでしょう。大杉豊・日本手話研究所事務局長は，「特に，専門的，または高度な医療を受けるときは，筆談では間に合いません」と指摘します。
　症状を詳しく正確に把握し，治療上の方法や注意点などを丁寧に伝えるには，手話通訳者を介したコミュニケーションが有効です。不安と緊張のさなかにいる患者にとって，細かなニュアンスも表現できる手話は，医療者との信頼関係を構築するためにも重要な役割を果たします。現在は障害者自身が福祉事務所などに通訳者派遣を要請する形式がほとんどですが，将来的には病院に専属の通訳者が常駐するようになることが期待されます。
　また，中途失聴や難聴の場合は，手話が分からない人も少なくありません。その際は，話を正確に聞き取って，要点を短い文にまとめ，素早く書いて伝える「要約筆記」が有効です。専門的な訓練を受けた要約筆記者も，聴覚障害者の情報保障において，重要な役割を担っています。

手話通訳の現場から
　都内で手話通訳に携わっているAさんに，通訳の実態を聞きました。
　診療場面では，医学的な専門用語が使われるため，知識や理解力に応じて，手話表現を工夫する必要が出てきます。そのため，診療の予約時間より少し前に患者と待ち合わせて，雑談をしながら，人となりなどを探りつつ，どんな表現方法が適切かを考えるそうです。
　通訳者を交えた診療の場面では，医師は通訳者を通して，患者が何を伝えたいか

を理解します。そのため，通訳者の方を向いてしまいがちですが，Ａさんは，医師は患者の方に視線を向けて話してほしいと言います。表情や態度などにも注意し，きちんと理解しているかどうかを確認しつつ，会話を進める必要があるでしょう。コミュニケーションの相手は，あくまでも患者だからです。「節々で質問をするなどして，理解の進み具合を確かめながら，丁寧な応対を心掛けていただきたいですね」とＡさんは訴えています。

　患者に理解されていないと判断したときは，通訳者は医師に内容の確認をすることもあります。患者に心理的な負担を与えるような言葉については，通訳者も伝え方には慎重になります。医療者と通訳者が共同して，患者に配慮した説明の仕方を工夫することも大切でしょう。

　ときには，手話だけに限らず，絵や文字，イラストで示す，具体的な数字を表にして掲げるのも役に立ちます。

　手話がどうしても使えない診療もあります。眼科での目の検診がその一例です。肩をたたく，ひじに触るといった合図を決めて対処するなど，臨機応変の対応が欠かせません。

　通訳者の仕事は，診察室だけで終わるわけではありません。受付から，薬の受渡し，会計まで，各種の医療機器による検査にも立ち会います。病院で働くすべての人が，聴覚障害と手話通訳についての理解を深めることが重要です。

医療の手話あれこれ

　手話は，独自の体系を持った言語です。音声による話し言葉と同様，文法があり，手の形，動き，位置を組み合わせて，精神的・抽象的な概念も表せます。

　しかし，専門的な医療用語については，十分に知られていなかったり，対応する手話がなかったりしました。そのため，全日本ろうあ連盟では，医療者も交えて検討を重ね，手話表現を確定・創作しています。その成果が，医療の手話シリーズ１『手話で必見！医療のすべて〈外来編〉』，医療の手話シリーズ２『手話で必見！医療のすべて〈人間ドック・検診編〉』（財団法人全日本ろうあ連盟出版局発行）にまとめられています。また，新しく作られる手話は，日本手話研究所のホームページ「新しい手話の動画サイト」（http://www.newsigns.jp/）で順次，見ることができます。

　この本で取り上げた言葉を中心に，病院で使われる手話表現をいくつか紹介しましょう。

類型B　明確に説明する　B-(2) もう一歩踏み込んで

・座薬

　視覚言語である手話は，指を足に見立てて前後に動かして「歩く」など，実際の動作をまねて作られているものが少なくありません。「座薬」は，左手拳を胸の前に置き，小指側を右手親指で押して表します。「座って飲む薬」という誤解は，この手話を使えば起こらないでしょう。

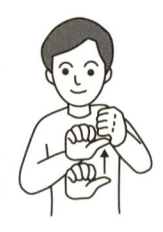

・糖尿病

　「糖」（右手首を口の前で回す＝砂糖をなめるしぐさに基づく）と「病」（右手拳を軽く額にあてる＝熱冷ましに氷のうをあてるさま）を組み合わせます。間に「尿」の手話は入りません。糖尿病は血液中の糖分が高くなる病気で，「尿」の字から来る誤解を避けるという点からも，すぐれた表現です。

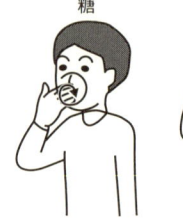

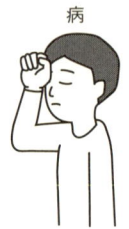

・胆嚢ポリープ

　ポリープは，右手の親指と人さし指で輪を作り，左の手のひらに軽く付けます。胆嚢（左手をコの字形にして右腹に置き，まるめた右手を，左手と右腹の間に親指を下にして入れる）と組み合わせれば，「胆嚢ポリープ」です。胆嚢の手話は，その臓器が体のどこにあるかも示せて便利です。

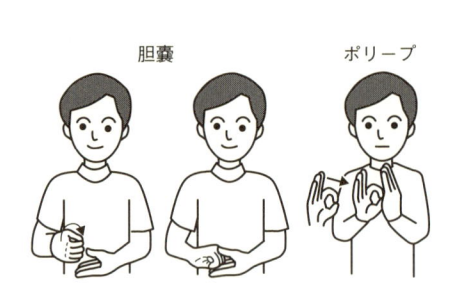

・脳腫瘍

　腫瘍は，左手のひらに，右手をCの字形にして付け，右手を膨らませます。ポリープに比べて，危険度が高いこと，細胞が異常に増えていく性質などが視覚的に分かります。人さし指を頭の真ん中に置いてから，この動作をすると「脳腫瘍」が表現できます。

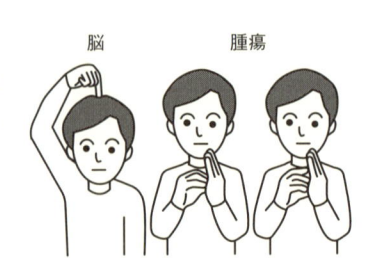

コミュニケーション⑤

・インフォームドコンセント

両手を向かい合わせ、人さし指と中指をそろえて立てて、手首を固定したまま同時に一回下ろします。「医師の説明と、患者の同意」という双方の行為で成立するこの概念を分かりやすくイメージ化しています。

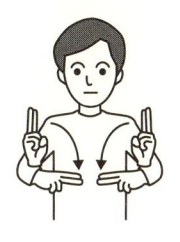

・クリニカルパス

「退院」と「プログラム」の手話を組み合わせて表現します。「退院」は、左手のひらに右手の指二本を寝かせてから、手前に引きます。ベッドから出る様子です。「プログラム」は、左手のひらに右手の人さし指を順番に付けながら下ろします。紙に順序や内容が書かれているところです。退院までの診療スケジュールを示したものであることを分かりやすく表しています。

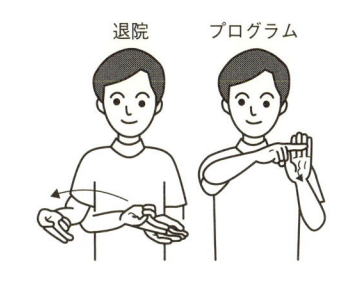

退院　プログラム

この本の類型A「患者に言葉が知られていない」言葉については、医師の説明を通訳者が理解した上で、患者の理解度に合わせ、まさに「日常語で言い換える」方式で表すことが多いようです。「誤嚥（ごえん）」は、異物を飲み込んでしまう「誤飲」と誤解されますが、手話では、はっきりと気道の方を指して表します。「エビデンス」は一般語の「証拠」の手話をまず表現し、医師の説明を通訳します。説明が分かりにくければ、通訳者も理解が追いつかず、手話表現も分かりにくくなってしまうでしょう。ここでも、医療者側の分かりやすい説明が求められています。

近年は、自ら手話を習得しようと努力する医療者が増えています。手話を知っている医療者とならば、より確かな信頼関係を築けると感じる聴覚障害者は多いはずです。ただ、注意したいのは、手話は、単語（個々の手話表現）をただつなぎ合わせれば済むものではないということです。視線や表情の使い方、ろう者の文化への理解、表現の地域差、年代差、個人差など、学ぶべき課題は多く、一朝一夕に習得できるものではありません。長谷川芳弘・全日本ろうあ連盟出版局「医療の手話」編集委員会委員長は、「医療の手話シリーズ」出版にあたり、「本書で医療手話を覚えて現場で使おうとすることは、医療は命にかかわる領域であるからこそ避けていただきたい」（手話コミュニケーション研究No.58　日本手話研究所）と注意を促しています。

類型 B　明確に説明する　B-(2) もう一歩踏み込んで

　もちろん，手話の言語としての特質や仕組み，聴覚障害者の置かれている現状，手話通訳者の役割などを理解するには，手話を学ぶことは非常に有益です。患者との信頼を深めるためにも，簡単なあいさつはぜひ覚えて，実際に使ってみてください。

・こんにちは
　　右手を軽く挙げる動作

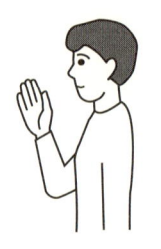

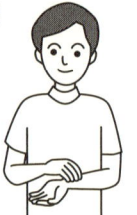

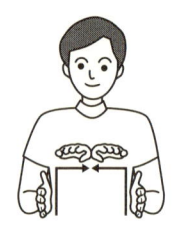

・病院

・よろしくお願いします
　　右手の拳を鼻のところから前に出して(「よい」の意）から，右手を挙げ，前に出す動作

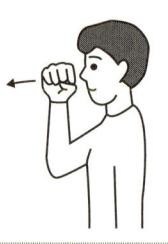

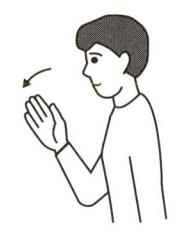

分かりやすく伝える工夫の例
類型 B
明確に説明する

B-(3)
混同を避けて

　言葉は知られていますが，病院で使われる意味が日常語の意味と異なっているため，混同が起きやすいものがあります。こうした言葉は，混同を回避するための工夫が特に重要になります。

類型 B　明確に説明する　B-(3) 混同を避けて

46　合併症(がっぺいしょう)

[関連]　**糖尿病**(とうにょうびょう)（類型B）　**動脈硬化**(どうみゃくこうか)（類型B）　**脳梗塞**(のうこうそく)（類型B）
　　　　腸閉塞(ちょうへいそく)（類型B）　**併発症**(へいはつしょう)（類型B）　**手術併発症**(しゅじゅつへいはつしょう)（類型B）
　　　　検査併発症(けんさへいはつしょう)（類型B）　**偶発症**(ぐうはつしょう)（類型A）　**続発症**(ぞくはつしょう)（類型B）
　　　　インフォームドコンセント（類型C）

「合併症」という言葉は，意味が複雑で分かりにくく，患者に伝える際に混乱が起こりがちです。分かりやすい伝え方を工夫するには，「合併症」を二つの意味に区別し，別々の対応を行うのが適切です。①病気の合併症の場合は，その意味を明確に説明する工夫が必要です。一方，②手術や検査などの合併症の場合は，①の場合と区別し，「併発症」や「手術併発症」「検査併発症」などの用語を使った上で，その意味を明確に説明することが考えられます。

①　病気の合併症の場合

まずこれだけは

　　ある病気が原因となって起こる別の病気

少し詳しく

　　合併症とは，ある病気が原因となって起こる別の病気です。例えば，糖尿病（→40）の場合，動脈硬化（→41）や脳梗塞(こうそく)（→41 動脈硬化 の(関連語)）などの病気が起こることがあります。

時間をかけてじっくりと

　　合併症とは，ある病気が原因となって起こる別の病気です。例えば，糖尿病は血液中のブドウ糖の濃さが必要以上に高くなる病気ですが，この病気のために血管が弱ってきます。血管が弱ると，

動脈硬化が起き，さらに脳梗塞（こうそく）などの病気が起こることがあります。

② 手術や検査などの合併症の場合

合併症　→　併発症　または　手術併発症，検査併発症

まずこれだけは

手術や検査などの後，それらがもとになって起こることがある病気

少し詳しく

手術や検査などの後，それらがもとになって起こることがある病気です。例えば，消化器の手術の後に腸が詰まって**腸閉塞**（へいそく）（→①イレウス）が起こることがあります。

時間をかけてじっくりと

手術や検査などの後，それらがもとになって起こることがある病気です。例えば，消化器の手術をすると，腸の働きがにぶって腸がスムーズに動かなくなる場合があります。そのために腸が詰まって腸閉塞（へいそく）が起こることがあります。これは必ず起こるわけではありませんが，どんな手術でも起こる可能性があります。

こんな誤解がある

(1) ①の病気が原因となって起こる別の病気の意味の「合併症」を，何かの病気と一緒に必ず起こる病気だと誤解する人が多い（28.8％）。また，偶然に起こる病気であると誤解している人も多い（31.1％）。

(2) ②の手術や検査などに引き続いて起こる病気を，患者や家族は，医療ミスや医療事故だと考える誤解がある（19.1％）。どんなに注意深く手術

類型B　明確に説明する　B-(3) 混同を避けて

や検査を行っても，起こることを防げないものであるが，このことが理解してもらえないために，訴訟などにつながる場合もある。
(3) ①の病気が原因となって起こる別の病気と，②の手術や検査などに引き続いて起こる病気とを，「合併症」という同じ言葉で表すことは，患者にとっては分かりにくく，混乱の原因にもなっている。

混同を避ける言葉遣いのポイント

(1) 「合併症」という言葉の認知率は非常に高い（97.6%）。ところが，①②いずれの意味も理解率は極めて低く（①：54.0%，②：18.5%），言葉は知られていても意味が理解されていないという点で，この言葉を使っても正しく伝わらない危険性が高い。正しく理解されない原因には，日常語「合併」と医療用語「合併症」とで意味のずれが大きいこと，医療用語の「合併症」が二つの意味を同じ言葉で表していること，の二点がある。それぞれについて混同を避ける言葉遣いの工夫が求められる。

(2) 日常語の「合併」は，「市町村合併」や「企業合併」などでなじみのある言葉であるが，その意味は「別々のものが一つになること」である。この日常語の語感からは，医療用語「合併症」の持つ，①「ある病気が原因となって起こる別の病気」の意味も想起しにくく，分かりにくく感じる人もいる。①の意味で「合併症」を使う場合も，**まずこれだけは**に示した表現などを言い添える工夫を行うことが望まれる。

(3) 「合併症」という言葉は，訴訟につながりかねない重大な問題を引き起こす危険性を持っている。こうした混乱が起こる原因の一つに，①ある病気が原因となって起こる病気の意味と，②手術や検査に引き続いて起こる病気の意味とを，同じ「合併症」という言葉で言い表していることがある。二つの意味を別の言葉で言い分けることも混同を回避するための一つの方法である。①の意味は「合併症」のままでよいが，②の意味には「合併症」は用いず「**併発症**」を用い，「**手術併発症**」「**検査併発症**」などの形で使うことが考えられる。ただし，その場合も**まずこれだけは**などに示したような説明を添えることが必要である。

ここに注意！

(1) ②の意味に「手術合併症」を使えば，①の意味との混同を回避できる面はある。しかし，現状では医療者は「手術合併症」を略して「合併症」と言うことが多い。①と②の意味を区別するには，「合併症」という言葉を含まない言葉を使う方が効果的であり，語形が同じであることから来る混同は回避できる。

(2) ②の意味について「**偶発症**」という言葉が使われる場合がある。しかし，「偶発症」は偶然に起こった症状，つまり原因がない症状という意味に受け取られてしまう。②の意味すなわち「併発症」の原因は手術や検査であるので，「偶発症」という言葉は，使わない方がよい。

(3) ②の意味について「**続発症**」という言葉を使う医療者もある。しかし，「続発」は「交通事故が続発する」のように同じ悪いものが続いて起こる意味があり，「続発症」は「同じ病気が度々起こる」と取られやすい。これに対して「併発」は別のものがほぼ同時に起こる意味が強く，「合併症」の代わりとなる言葉としてはふさわしい。

(4) 手術や検査の際のミスによって別の病気になってしまった場合を，「合併症」「併発症」「偶発症」などの言葉で表現してはならない。この場合は，「手術や検査の際に，○○○○のミスが起こり，これが原因で△△△症になりました」などとはっきり伝えるべきである。

(5) 医療ミスと考えてしまう誤解は，手術や検査の後に実際に病気になった時点で生じる。この誤解を防ぐためには，手術や検査の前の**インフォームドコンセント**（説明と同意）（→49）の際の説明を適切に行うことが必要である。手術や検査の後に「併発症」が起こる危険性は，発生する確率で示すのも効果的である。その際，紙に書いて渡すなどの工夫を行うことも効果的である。「併発症」の起こる危険性を，患者が十分に理解できる工夫が必要である。

類型B　明確に説明する　B-(3) 混同を避けて

47　ショック　shock

［複合］　**出血性ショック**（類型B）　**アナフィラキシーショック**（類型A）

まずこれだけは

血圧が下がり，生命の危険がある状態

少し詳しく

血液の循環がうまくいかず，細胞に酸素が行きにくくなった状態です。生命の危険があるので，緊急に治療が必要です。

時間をかけてじっくりと

血液の循環がうまくいかなくなって，脳や臓器などが酸素不足におちいり，生命にかかわる大変に危険な状態です。緊急に治療する必要があります。血圧が下がる，顔面が真っ白になる，脈が弱くなる，意識がうすれるなどの症状が現れます。

こんな誤解がある

(1) 日常語「ショック」は，単にびっくりした状態，急に衝撃を受けた状態という意味であり，患者やその家族は，「ショック」「ショック状態」と聞いても，この日常語の意味で受け取ってしまいがちである。

- 急な刺激を受けることだという誤解（46.5％）
- びっくりすることという誤解（28.8％）
- ひどく悲しんだり落ち込んだりすることという誤解（23.9％）

したがって，「ショック」「ショック状態」という言葉を使うだけで済ませてはならず，重大さや危険性の伝わる言葉を言い添えることが必要である。

(2)「**出血性ショック**」（→複合語）「**アナフィラキシーショック**」（→複合語）

などの複合語として聞いた場合も，患者は「ショック」の部分を日常語の意味で受け取ってしまうおそれがある。これらの場合も生命の危険があることを伝える必要がある。

混同を避ける言葉遣いのポイント

「ショック」という言葉は認知率94.4％と非常に高いが，血圧が下がり生命の危険があるという意味での理解率は43.4％と極めて低い。「ショック」「ショック状態」と言っても，大事な意味が伝わらない危険性は高い。この言葉を使用する場面は，緊急事態で時間的ゆとりがないことも多い。家族に説明する際には，「ショック」という言葉は使わずに，何よりもまず生命の危険があるということを伝えなければならない。

複合語

出血性ショック（類型B）

大量に出血することで，からだの中の血液の量が足りなくなり，生命に危険が及ぶ状態になることです。

この言葉の場合も「ショック」という言葉が誤解されるおそれがあるので，「大量の出血のために生命に危険があります」などのように言う方が，間違いなく伝わる。

アナフィラキシーショック（類型A）

特定の物質がからだの中に入ることによって全身に過剰なアレルギー反応が起こり，短時間で急激に血液の循環がうまくいかなくなり，生命に危険が及ぶ状態になることです。スズメバチに刺された場合や，特定の薬剤を注射された場合などに起こります。

「アナフィラキシー」という言葉は，一般の人には非常に分かりにくいので，使わないようにしたい。例えば「特に症状が強い」などの表現で緊急性を示し，生命に危険が及ぶ状態であることをまず伝えた上で，その仕組みを説明したい。

類型B　明確に説明する　B-(3) 混同を避けて

48 貧血（ひんけつ）

［複合］　脳貧血（のうひんけつ）（類型B）　鉄欠乏性貧血（てつけつぼうせいひんけつ）（類型B）
［関連］　赤血球（せっけっきゅう）（類型B）

まずこれだけは

血液の中の赤血球や、その中の色素が減っている病気

少し詳しく

血液の中の**赤血球**（→関連語）や、その中の色素が減った状態を言います。その色素のことを「ヘモグロビン」と言います。赤血球やヘモグロビンは、全身に酸素を運ぶ働きをしているので、不足すると酸素が足りない状態になり、めまいや息切れなどの症状が現れます。気持ちが悪くなって立ちくらみを起こして倒れることを「貧血」と言う場合がありますが、ここで言う貧血とは別の病気です。

時間をかけてじっくりと

血液中の赤血球や、赤血球に含まれる色素であるヘモグロビンが減り、異常な色素になって、全身の細胞に酸素を運ぶ働きに異常が起きることを「貧血」と言います。酸素を運ぶ力が足りなくなると、疲れやすくなり、動悸（どうき）・息切れ、めまい、頭痛などの症状が起こります。貧血の原因には、赤血球を作ることができない、赤血球が壊されている、知らないうちにどこからか出血している、などのことが考えられます。原因によって、治療法も異なりますので、医師の診断をきちんと受ける必要があります。気持ちが悪くなって立ちくらみを起こして倒れることを「貧血」と言う場合がありますが、ここで言う貧血とは別の病気です。

48. 貧血

こんな誤解がある

(1) 日常語で「貧血」と言う場合，気持ちが悪くなって立ちくらみを起こして倒れる「**脳貧血**」のことも指す。一般の人は「貧血」という言葉からは，脳貧血の意味をまず想起する場合が多いので，医師の診断の「貧血」を，これと誤解する場合がある（67.6%）。この誤解を避けるために，「貧血」の診断の際には，病名だけでなく，病気の内容も説明しなければならない。

(2) 「貧血」と言うと，血液中の鉄が不足することによって起きる「**鉄欠乏性貧血**」が大多数なので，これを思い浮かべる人も多く，食事やサプリメントで鉄分を補えばよいと考える人がいる。貧血には，ほかにも様々な種類があることを説明し，自分は何に当たるかをしっかり認識させる必要がある。鉄分が不足していない人が過剰摂取を続けると肝臓障害などを起こすおそれもある。

混同を避ける言葉遣いのポイント

(1) 一般の人々の「貧血」という言葉の認知率は極めて高いが（99.7%），その意味を「赤血球が減る病気」と正しく理解している人は必ずしも多くない（理解率77.0%）。また，こんな誤解がある (1) に示した誤解が極めて多いので，「貧血」という言葉を単独で使うことは避けた方がよい。

(2) 「脳貧血」との混同を回避し，病院で使う「貧血」の意味を正しく理解してもらうために，「脳貧血」を持ち出して，それとの違いを説明するのも，効果的である。

(3) 貧血とは，赤血球の中にあるヘモグロビンという酸素を運ぶ色素が減少していたり，働かなくなっているための病気であることを，まず説明するとよい。

(4) 上記のような説明をしても誤解が消えないと考えられる場合は，「貧血」という言葉を用いないで，「血液が薄くなっています」「赤血球が少なくなっています」などと説明することも考えられる。

類型B　明確に説明する　B-(3) 混同を避けて

(5) 何よりも効果的なのは，検査結果をきちんと示しながら，説明することである。検査結果の見方，検査の結果注意すべきこと，必要な治療の方法などを合わせて説明すれば，誤解される可能性は小さくなる。

関連語

赤血球（類型B）

　　血液の中にあって，酸素を全身に運ぶ働きをしています。赤血球の中にあるヘモグロビンという物質に酸素を結び付けることで，運んでいます。血液中の成分のうちとても多くの部分を占めています。

　　理科や保健の授業で学ぶので，比較的よく知られている言葉だが，詳しい働きなどは忘れている人も多いと思われる。赤血球がかかわる病気になった患者には，まず赤血球そのものについて理解してもらうことが望まれる。

■コミュニケーション⑥
医師の説明〈悪い例・良い例〉

　医師の説明の悪い例・良い例が対比できるよう，シナリオ形式で示してみました。中間報告を受けて作成されたCS放送日テレG＋「読売ニュースナビ・もっとやさしく医療の言葉」で放送されたものです。

〈悪い例〉
医師の説明に専門用語が多く，また患者の不安に配慮せず，一方的に話を進めたために対話がうまくいかなかった。

　　A医師　28歳男性医師
　　消化器科専門医を目指している研修医
　　Sさんの腫瘍マーカーのCA19-9が高いので，これは，消化器のどこか，大腸や膵臓や胃や胆囊にがんがあるかもしれない。それを早く見つけ出さなければと張り切っている。その気持ちから，いきなり検査を一方的に勧めて患者をパニック状態にしてしまった。私が大学病院に勤務していたころをイメージした。早期のがんを自分の腕で見つけることができたらうれしい年ごろだった。

患者Sさん　65歳男性
突然悪性の病気があるかもしれないと言われて，ひどく不安になった。医師の説明が一方的で，また難しい言葉ばかり出てきて，「がん→手遅れ→死ぬ」という不安が増大して，医師の説明を聞く余裕もなくパニック状態になってしまった。いくら早期でも，がんなど見つかってほしくないというのが患者の本音。

A医師：Sさん，胃腸の調子が悪いと言われたので，先日**採血**した血液検査の結果，**腫瘍マーカー**の一つ **CA19-9**（シーエー・ナインティーンナイン）が［60］[1)]と，やや**高値**を示しています。胃や大腸に**悪性の病変**がある可能性もありますので，精密検査が必要です。
患者Sさん：難しくて，ちょっと分かりませんが……，何か悪い病気があるんですか。
A医師：はい，がんの可能性もあるので**内視鏡検査**や**超音波検査**，それに **CT スキャン**もやりましょう。
Sさん：やはり，がんがあるんですね。
A医師：いえ，**マーカー**だけで，がんがあると診断はできません。
Sさん：先生，正直に言ってください。もう手遅れなんでしょうか。
A医師：いえ，そうではなくって，たとえば**内視鏡**で**生検**をやって**組織**の中に**がん細胞**が見つかって，初めてがんと診断がつくんですよ。
Sさん：やっぱり，がんなんですね。
A医師：……。（どうして，この人は分かってくれないんだろう）

〈良い例〉
医師が，腫瘍マーカーが高いことを患者に分かりやすく，しかも不安を感じないように説明している。患者の不安に医師が答える形をとり，患者ペースでうまくいった。

　　B医師（変身した同じA医師）
　　A医師が，本書をテーマに取り上げた病院のカンファランス（症例検討会）でヒントを得て，易しい言葉遣いに目覚めて変身した後の姿

---

1) CA19-9の値60は，基準値をそれほどオーバーしているわけではないが，医師は，当然のこととして徹底的に検査を行う。この患者の場合も，がんがあるともないとも，どちらとも言えない状況を設定した。

類型B　明確に説明する　B-(3) 混同を避けて

B医師：Sさん，こんにちは。具合はどうですか。
Sさん：はい，薬を飲んだら少し楽になりました。
B医師：良かったですね。
Sさん：ところで，検査の結果は出たんでしょうか。
B医師：はい。これからお話しします。血液の検査で，この**腫瘍マーカー**の値が一つだけ少し高くなっています。（検査結果の紙を見せてCA19-9にアンダーラインをつけ，そばに腫瘍マーカーと書いて示す）
Sさん：しゅようがあるんですか。
B医師：いえいえ，そう決まったわけではありません。腫瘍マーカーは，もしかしたら腫瘍があるかどうかの見当をつけるだけのもので，それで腫瘍があると診断はつきません。腫瘍がなくても高くなることもありますから。
Sさん：そうすると，がんがあると決まったわけではないんですね。
B医師：もちろんです。
Sさん：詳しい検査をした方がいいんでしょうか。
B医師：はい。おなかの中の胃や腸や膵臓などに腫瘍があると，この値が高くなることがあります。ですから胃や腸をカメラで調べる内視鏡やおなかの中の内臓の断面を調べる超音波検査やCTスキャンもやった方が安心です。
Sさん：カメラで見ると，がんがあるかどうか分かるんですね。
B医師：カメラでのぞいて，もし怪しいところがあれば，その部分の肉を少しだけつまみとって調べる検査をやります（これを生検と言います）。その結果万が一がん細胞が見つかれば，初めてがんと診断されます。
Sさん：分かりました。よろしくお願いします。

分かりやすく伝える工夫の例
類型C
重要で新しい概念の普及を図る

　類型Cに分類した言葉は，認知率は低く一般に知られていないものや，認知率に比較して理解率がまだ低いものですが，新しく登場した重要な概念や事物です。それらが一般に普及し定着するような工夫をすることが望まれます。
　概念の普及には，まずそれを的確に表す簡潔で分かりやすい言葉が必要です。ところが，カタカナの長い語形やアルファベット略語は覚えにくく，分かりにくく感じる人が多いものです。概念を的確に表現できる言い換え語や簡潔な説明を，常に言い添える工夫が必要です。見出し語の後に括弧で添える言葉は，常に言い添えてほしい言い換えや説明の表現例です。
　さらに，(時間をかけてじっくりと)で示した丁寧な説明や，(概念の普及のための言葉遣い)(患者・家族と医師の問答例)に記すような様々な工夫を行うことが，重要な概念を社会で共有するのに役立つと考えられます。

〈信頼と安心の医療〉

　望ましい医療の在り方として，患者中心の医療，患者が自ら選び取る医療ということが言われています。また，その基盤となる患者と医療者との信頼関係の構築の大切さが強調されています。こうした考え方を担う概念を表す言葉を扱います。

類型C　重要で新しい概念の普及を図る

49　インフォームドコンセント（納得診療，説明と同意）
informed consent

患者中心の医療，患者が自ら選び取る医療において，最も根本にある概念です。診療においては，患者の納得が大切であることを理解してもらいましょう。

まずこれだけは

納得診療
説明と同意
納得できる医療を患者自身が選択すること

少し詳しく

治療法などについて，医師から十分な説明を受けた上で，患者が正しく理解し納得して，同意することです。

時間をかけてじっくりと

治療法などについて，医師から十分な説明を受けた上で，患者が正しく理解し納得して，同意することです。医師は平易な言葉で患者の理解を確かめながら説明します。患者は納得できる治療法を選択し，同意します。医師が治療法を決めるのではなく，かといって患者にすべてを決めてもらうのではなく，ともに考える医療です。医師の説明を理解し納得して，治療法に同意できる場合，同意書を出してもらうことになります。

概念の普及のための言葉遣い

(1) 患者中心の医療の根本にある理念を表す言葉を，一般に広く普及させることが，強く望まれる。普及のためには分かりやすい言葉を覚えてもらう必要がある。「インフォームドコンセント」は長くて覚えにくく，認知率70.8％，理解率64.7％にとどまっており，普及していない。まずこ

170

れだけは)に示した「納得診療」「説明と同意」は，普及を図ることができる分かりやすい言い換え語である。普及のためには，医療者が言い換え語を積極的に使う必要がある。

(2) 「納得診療」という言い換え語が効果的であるのは，「診療」の場面で問題になることが示せることと，患者の「納得」が大事なことであることが示せることの二点である。患者の視点から，この理念の根本を分かってもらいたいときに使うと効果的である。

(3) 「説明と同意」という言い換え語は，この概念を最も端的に示しており，分かりやすい。医師の説明と患者の同意の双方の行為によって成り立っていることを分かってもらいたいときに使うと効果的である。

(4) 医療者はインフォームドコンセントと言うと，手続きとしてとらえがちだが，まず患者が主体的に選び取る医療だという理念を分かってもらった上での手続きであることを忘れないようにしたい。理念と手続きの両方が，患者にも定着するような言葉遣いを工夫したい。患者自らの語彙の中にこの概念を定着させるには，まず「納得診療」という理念，そして「説明と同意」という手続きを覚えてもらうようにしたい。

ここに注意！

(1) 「インフォームドコンセント」やその略称の「IC」は，医療者側では，治療などに際しての手続きを指す言葉として使われている。しかし，一般の人にとっては，分かりにくく，語形もなじめない。患者がその手続きの意義を理解することは，おおもとにある理念を正しく理解しなければ，不可能である。インフォームドコンセントの手続きに入る前に，その理念を分かりやすく伝える必要がある。

(2) インフォームドコンセントにおける一番の問題は，医師と患者の間の決定的な知識の格差である。この格差を埋める，患者の十分な「理解」と「納得」が重要である。理念を分かってもらうための説明の表現にも，このことを強調する言葉を用いるようにしたい。医師側が求める「同意」はあくまでもその結果であることを忘れないようにしたい。

(3) インフォームドコンセントにおける医師の説明は，患者や家族が，その内容を完全に理解したことを確認して，初めて完結する。難しい医療用語が並ぶ画一的・マニュアル的説明では，医師側にとっては完全であっても患者を納得に導くことは困難である。医師は，それぞれの患者の理解力を見極めた上で，できる限り易しい言葉や表現を選び，患者が分かっているかどうか一つ一つ確かめながら，ゆっくりと話を進めることが肝心である。また，いつでも何でも質問に応じる用意があることを口頭でも，態度でも示しておきたい。

(4) インフォームドコンセントの手続きについて，患者は一度判を押したらもう取り消せないというような印象を持つ場合もある。いつでも取り消しができることも伝えたい。

■コミュニケーション⑦
医療者の論理と患者家族の論理

　法律家である私は，事故後の紛争・訴訟を生業にしていますが，現在は，訴訟ではなく，裁判外の紛争解決（ADR-Alternative Dispute Resolution），とりわけ，話し合いに第三者であるメディエーター（仲介者）が入って解決することについて関心を有し，当事者のコミュニケーションを円滑にする作業を実践し，メディエーターを養成しています。しかし，なかなか話し合いがうまく行かないことも経験します。特に医療においては顕著です。それは，次のような，医療者の論理と患者家族の論理が違うことにも起因します。

　比喩ですが，コインの表裏をあてるゲームをします。例えば勝てば100万円もらえる，負ければ80万円失う，というゲームがあったとしましょう。一回しかできない場合は，この賭け，皆さん行いますか？　表裏が出る確率は統計的には五分五分ですので，勝つ確率も負ける確率も五分五分です。一回の場合には100万円もらえる場合もあるし，80万円失う場合もあるのです。これは難しい決断です。しかし10回，あるいは，100回やると，統計的には必ずもうかります。患者家族の選択は，前者の選択で，医療者の選択は後者なのです。例えばこの手術は八割成功しますよ，といえば，医師にとって高い成功率かもしれませんが，患者にとっては八割生きているという状況はないのです。ひざから上が生きているという事はないわけなのです。

選択はゼロか100なのです。このようなことを，医療者の論理は one of them，患者家族の論理は one of one と表現します。ずれても，うまくいっている限りは全然問題にならないです。ところがずれが表面化すること，つまり事故が起こることがあるわけです。で，医療者は one of them で説明し，患者や家族は one of one で受け止めるのです。

　内視鏡で検査をしているときに膵管に穴があき，激しい急性膵炎で亡くなった事例で説明しましょう。医師は，十分合理的な説明として，「息子さんは，事前に説明した通り，1000分の1の確率で生ずる合併症で亡くなったのです」（実際はもっと丁寧ですが）と述べたとしても，患者家族は，「なぜその1000分の1の事例が私の，この私の息子に起こったのですか。それは先生のミスではないのでしょうか……」と考えてしまうのです。つまり，事故，特に死亡事故では，この論理をお互いに理解することが大切な作業となるのです。one of them の論理を持つ医療者が，患者家族の one of one 論理（感情）に寄り添い，また，one of one 論理（感情）を持つ患者家族も，医療というリスクがある中では，いかに大事な息子も one of them という仕組みの中にいることをゆっくり理解していきます。このお互いが理解し寄り添っていく過程を先のメディエーターが支えます。「病院の言葉」委員会の作った言葉の工夫は，このような活動と補完されることで，本当に「生きる」と思います。

類型C　重要で新しい概念の普及を図る

50 セカンドオピニオン（別の医師の意見）
second opinion

［関連］　インフォームドコンセント（類型C）

「主治医にお任せ」ではなく，別の専門家の意見を積極的に聞き，治療法は自分で納得して決めることが大切であることを，理解してもらいましょう。

まずこれだけは

別の医師の意見
主治医以外の医師に意見を聞くこと
第二診断

少し詳しく

　今かかっている病気や，その治療法について理解を深め十分に納得するため，他の病院の専門医の意見を聞いて参考にすることです。治療を受けるかどうかを判断するための患者側の一つの手段です。

時間をかけてじっくりと

　現在かかっている医師とは別の医師の意見のことです。具体的には「勧められた手術が妥当なものか，ほかに治療法がないか」など，診断や治療方針について主治医以外の病院の医師の意見を参考にして判断することです。したがって，セカンドオピニオンを聞きたいときは，主治医にはっきりと申し出なければなりません。

概念の普及のための言葉遣い

(1)「セカンドオピニオン」は，語形は長いものの，「セカンド」「オピニオン」それぞれはさほど難しい外来語ではない。重要な新概念を表す言葉として，「セカンドオピニオン」という言葉を積極的に普及させたい。

しかし，現段階ではこの言葉を知らない人や意味を理解していない人も少なくないので（認知率80.8％，理解率71.5％），「セカンドオピニオン」という言葉とともに，まずこれだけにに示した分かりやすい言い換え表現をいつも添えるようにしたい。

(2) 言い換え表現のうち「別の医師の意見」は端的で最も分かりやすい。セカンドオピニオンが，意見（診断）そのものだけでなく，意見を聞き診断を受けることであることを表したい場合は，「別の医師の意見を聞くこと」「主治医以外の医師に意見を聞くこと」「主治医以外の診断を受けること」などのように，表現を工夫したい。「第二診断」は簡潔な直訳表現で便利な言葉であるが，「第二」だけでは内容が伝わりにくい場合もあるので，別の医師による診断であることを言い添えるようにしたい。

(3) セカンドオピニオンという制度の存在を知らない人も多いので，機会のあるごとに，医療者側から，制度の存在を説明するようにしたい。例えば，手術のインフォームドコンセント（説明と同意）（→49）の際などに，主治医から，「もし，この説明を聞いて迷ったりしたときは，別の病院の先生に，本当にこの治療法でよいかどうか相談していただいても結構です。検査の資料などはすべてお貸しいたします」と，セカンドオピニオンの希望も受け入れる用意があることを話せば，より親切である。

こんな誤解がある

(1) 主治医がセカンドオピニオンを勧めると，自分の診断に自信がないからだと誤解する人がいる。一方，主治医の機嫌を損ねるのではないかと，セカンドオピニオンの希望を申し出るのをためらう人もいる。現在では，しっかりした理念を持っている病院や医師であるほど，セカンドオピニオンを患者に積極的に勧め，患者の希望には快く応じるのが当たり前であることを伝えたい。

(2) セカンドオピニオンを受けた病院で，そのまま治療を受けられると誤解している人がいる。セカンドオピニオンは，あくまで相談であり，そこで治療を受けたい場合は，転院希望を出す必要があることや，その場合

の手続きの仕方などについても，あらかじめ伝えておくのが，親切である。
(3) 自分にとって都合のいい診断と治療法にたどり着くまで，次々と医師を変えてよいと誤解している人がいる（10.8%）。それは「ドクターショッピング」であり，それが自分にとって最善の医療とは限らないこともある。

ここに注意！

　セカンドオピニオンを希望したくても，どの病院の何という医師に相談してよいのか，分からない患者も多い。かかりつけ医は，患者から頼まれれば，自分の知る限りの中から，最適の病院や医師を選んで紹介する，セカンドオピニオンの取り次ぎもできるようにしたいものである。

患者・家族と医師の問答例

Q：「セカンドオピニオン」とは，例えば，主治医から手術を勧められたけど，決心がつかず迷ったりしたときに，違う病院の先生の意見も聞いてみることですね。

A：その通りです。

Q：でも，これまで親身になってくれた先生に，よそでセカンドオピニオンを受けたいので，検査のフィルムを貸してくださいと頼むのは気がひけます。

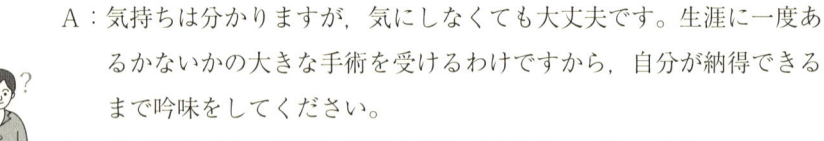

A：気持ちは分かりますが，気にしなくても大丈夫です。生涯に一度あるかないかの大きな手術を受けるわけですから，自分が納得できるまで吟味をしてください。

Q：どの病院でも，簡単に資料を貸してくれるのでしょうか。

A：はい。今では患者さんを大切にするしっかりした理念を持って診療している病院の医師であれば，気持ちよく応じてくれるはずです。遠慮せず病院の受付に申し込んでください。

Q：セカンドオピニオンを受けた病院の先生が信頼できそうなので，そ

ちらで手術を受けたいと思ったときは，どうすればよいでしょうか。
A：そのときは前の病院の主治医に，病院を変えたいと希望を述べて紹介状を書いてもらうことになります。

■診察室から⑥
QOL

慢性関節リウマチで通院しているAさんが診察室に入ってきた。
「最近，痛みも少なく，すごく調子がいいです」
「それは素晴らしい。生活をエンジョイしてますね」
「はい，快適です」
「快適に生活ができることをQOLが良いと言います。品物と同じように生活にも品質があり，リウマチという病気があっても，ご自分らしい生活を普通に送ることができればQOLが素晴らしいということになります」
「はい，これが続けばうれしいですね」
　病気の治療の大きな目的は，もちろん命を救うことだが，そればかりではない。患者さんが，その病気や病気の治療で損なわれた「生活の質」を取り戻し，仕事や趣味や人生の目標など，自分のやりたいことができるようになるためのお手伝いもするのが「QOLを大切にした医療」である。
　末期のがんの患者さんが，副作用の多い抗がん剤や放射線を使った治療を選ばず，自分の家で痛みを和らげる治療を受けながら，家族と一緒に安らかな最後を迎えることができれば，たとえ残された時間が短くなっても「その人のQOLと尊厳は保たれた」と言うことができる。
　という訳で，今の自分の状態が良いか悪いかを一言で医師に知らせるのに，QOLは大変便利な言葉である。この次の診察の日に是非使ってみてください。
医師：「お待たせしました」
患者：「先生三時間ですよ。この病院で待たされる患者のQOLは最低ですね」
医師：「すみません。それで腰の方はどうなりました」
患者：「先生に手術をしていただいて，こちらのQOLは最高で，ゴルフも元通りできるようになりました。でも先生はいつも忙しそうで大変ですね」
医師：「その通り，ぼくら病院の勤務医のQOLは目下最悪の状態です……」

類型C　重要で新しい概念の普及を図る

51　ガイドライン（診療指針，標準治療）　guideline

いつでもどこでも最善の医療を受けることができるのは，研究成果をふまえて学会などで作られた標準的な診療指針のおかげであることを，理解してもらいましょう。また，その指針に従うことの意義を理解してもらうことも重要です。

まずこれだけは

診療指針
標準治療
標準的な診療の目安

少し詳しく

病気になった人に対する治療の実績や，学会での研究をふまえて作られた診療の目安です。

時間をかけてじっくりと

治療に関して適切な判断を下せるように，病気になった人に対する治療の実績や，学会での研究をふまえて作られた診療の目安です。最新の治療法を含め多くの情報から有効性，安全性などを整理して，診療の指針を示してあります。

概念の普及のための言葉遣い

(1) 一般語の「ガイドライン」を知っている人は多いが（認知率89.6％），医療における「ガイドライン」の意味を理解している人は少ない（理解率57.0％）。また，その重要性もあまり理解されていないと考えられる。一般語の「ガイドライン」と紛れない言葉で，意味を明確に言い表すことが望まれる。

(2) まずこれだけは に示した，「診療指針」「標準治療」は，医療の「ガイ

ドライン」の意味を分かりやすく言い換えた言葉である。こうした端的な言い換え語を医療者が用いることが，概念の普及に役立つと考えられる。

(3) これから処方する薬や，行おうとする治療法が，研究に基づいて学会などで定めた指針に基づいたものであることをはっきりと告げることは，患者の信頼につながり，診療指針の意義を理解してもらうことにも効果がある。その際，(時間をかけてじっくりと) (患者・家族と医師の問答例) に示した説明例などを参考にするとよい。

こんな誤解がある

　　ガイドラインの意義を説くことは大切だが，それを強調し過ぎることで，ガイドラインに従うことが，例外なくどんな患者にも最善であるという誤解を生むことがある（誤解率15.7％）。ガイドラインは標準を示すものであり，すべての患者に画一的な治療を行うことを推奨しているものではないことを，必要に応じて説明したい。患者の年齢，体力，好みなどによって，治療法を変える方が望ましい場合もある。

患者はここが知りたい

　　患者向けのガイドラインがあることを知らない人は多い。患者向けのガイドラインがある場合は，その入手方法や見方などについて，具体的に説明を行うと親切である。

ここに注意！

　　医療以外の分野では，様々な場面で「ガイドライン」という言葉が使われている。国防ガイドライン，内部統制ガイドライン，個人情報保護ガイドラインなど。「指針」と大まかに訳されているが，目安から罰則を伴うものまで様々である。医療者が使う「ガイドライン」と，患者が思う「ガイドライン」は，言葉は同じでも別のことを指し示していることがあるので，注意したい。

類型C　重要で新しい概念の普及を図る

患者・家族と医師の問答例

Q：さっき先生が言っていたガイドラインというのはどんな意味なのですか？

A：ガイドラインは，専門医の集まりである学会が検討を重ねて作成したものです。一番新しい信頼のおける研究結果に基づいて，患者さんに最も効果的な診療上の目安が書かれています。この目安を守ることで，医師の学習や経験によるばらつきを解消し，いつでもどこでも標準的な治療を受けられるようになります。

Q：ガイドラインが標準的な治療の目安ということは分かりましたが，すべての患者に最高の医療なのでしょうか？

A：ある病気の大多数に適応されるのが標準治療です。

Q：すると，その人によって例外があるわけですね。

A：その通りです。患者さんの体力とか年齢，そして患者さんの希望や好み（価値観）に合わせて変えることも大いにあります。

Q：絶対に正しいというものでもないのですね。

A：大まかに言えば正しいとは言えますが，一人一人の患者さんにすべて当てはまるものではなく，医師と患者の間をとりもつ「参考書」のようなものと考えてはどうでしょうか。

Q：患者向けのガイドラインもあると聞きましたが。

A：「一般向け診療ガイドライン」と呼ばれており，病気や治療法について知りたいときの手助けとなりますので，治療や検査を受ける前に予備知識として頭の中に入れておいてください。

■コミュニケーション⑧
不安を持つ患者に接する看護師の工夫

看護師は，その教育課程において，言語的・非言語的コミュニケーション（表情，しぐさ，姿勢等）を通して，目の前の患者とその家族の状況を身体的，心理的，社

会的側面から把握することを学んでいます。

　この本では，患者に言葉が伝わらない原因の一つに，「患者に理解を妨げる心理的負担がある」ことを挙げ，「腫瘍(しゅよう)」「悪性腫瘍」など，がんに関する言葉を取り上げて，患者に伝える言葉遣いの工夫の例を示しました（P.72, P.100）。大きな不安を持つがん患者に接している看護師は，どのような工夫をしているのでしょうか。看護師の資格を得た上でさらに専門的な教育を受け，がん治療の前線で活躍している，がん看護専門看護師，乳がん看護認定看護師の方に聞きました。

　　がんに関する理解がスムーズにいくかどうかは，患者の心理的な部分に非常に大きく影響されます。最初は一生懸命説明を聞いていても，何かに引っ掛かってしまうとそこで理解が止まってしまい，以後の説明が聞けていないことはよくあります。頭に「？」マークが浮かんでいるような表情や，上の空な様子から患者が理解できていないことを察知します。

　　がん告知において，分かりやすく説明されても，認めたくなくてぼかしてとらえている患者もいます。認めたくなくて分からないと言っているのか，本当に説明を聞いていないのか，そのあたりのことを徐々に把握していきます。

　　医師の「腫瘍です」という言葉を，患者は，悪性なのか良性なのかと心配したり，がんなのだと思いこんだり，がんでないと思おうとしたり，様々にとらえます。患者がどう理解しているかを探りつつ話を聴きます。そのためには，まず患者に語ってもらわないと分かりません。そこで，その人が考えていることをとにかく言葉にしてもらうよう努力します。例えば「がん」という言葉を不自然なほど避けるなど，その言葉に対する患者の思いに疑問を感じる場合があります。そういうときは，掘り下げて聴く工夫をして，患者が自分の病気をどう解釈しているのかを把握していきます。

　この本では，医療者がどのように患者に説明するかを中心に考えています。今回話を聞いた看護師は，どのように患者の表情を見るか，どのように患者の話を聴くかを様々に工夫していました。説明のしかただけでなく，見方，聴き方の工夫も，良好なコミュニケーションにとって重要です。

類型C　重要で新しい概念の普及を図る

52　クリニカルパス（退院までの道筋を示した表）
clinical path

［関連］　インフォームドコンセント（類型C）

医療者と患者が情報を共有し，信頼と安全の医療を実現するための大事な道具として，広く普及させましょう。登場したばかりですので，分かりやすい言葉で説明し，普及させる努力が特に必要です。

まずこれだけは

退院までの道筋を示した表

診療内容をスケジュール化し，分かりやすく記したもの

少し詳しく

　　患者さんの，退院までの診療内容や治療の進め方を計画表の形にまとめたものです。（現物を渡して，見方を説明して）今後の予定や注意点などが書いてありますので，よく見ておいてください。私たちもこれと同じようなものを見ながら診療を進めていきますが，何か疑問があったり，ここに書かれているのと違うことがあれば，すぐに知らせてください。

時間をかけてじっくりと

　　患者さんの，診療内容や治療の進め方を計画表の形にまとめたものです。入院から退院までの間，いつどんな検査や治療を行うかが，スケジュール表にまとめられています。また，食事や入浴，薬の飲み方の注意点なども記されています。私たち医療者のチームも，患者さん一人一人の病状や診療の予定について，これと同じようなものを見て情報を共有するようにしています。私たちがよい医療を行うために大事なものですし，患者さんもこれを見ることで，治療のゴールまでの段階が分かります。

概念の普及のための言葉遣い

(1) 「クリニカルパス」はごく最近登場した極めて新しい事物であり，言葉の認知率（8.9％）・理解率（5.1％）は非常に低い。初めての患者には，その内容や役割をよく説明して渡す必要がある。その際，「クリニカルパス」という語形は難解に感じる人も多いので，**まずこれだけ**に示したような簡潔な言い換えや言い添えを行うのが望ましい。患者と医療者が情報共有するために大事な道具になるので，患者にもこれを表す名前を覚えてもらうよう努めたい。

(2) 病院独自に「〇〇計画表」「〇〇カード」など，親しみやすい名前を付けて呼び，独自の情報を書き込むなどして，コミュニケーションの道具として，機能を高めたものにしていくのも，クリニカルパスの意義を理解してもらいながら定着させていく効果が期待できる。

(3) 入院患者など，クリニカルパスを渡された経験のある人に，その意味や意義を理解してもらうことは比較的容易である。しかし，「地域連携クリニカルパス」など，今後は広く社会に概念を認知させ，広範囲への普及を目指していくことも考えられる。その場合は，分かりやすい言い換え語が必要である。

ここに注意！

(1) 現状ではクリニカルパスがどんなものであるか全く想像できない人が多い。まずは大体どういうものを指すかを広く知ってもらうため，**まずこれだけ**に示した言葉で言い換えたり言い添えたりすることが望まれる。「クリニカルパス」以外の呼び名としては「診療行程表」「診療進行表」などが考えられる。

(2) 検査や治療について，患者との間で**インフォームドコンセント**（説明と同意）（→49）を行った後で，現物を渡して説明すると，医療者と患者との情報共有を高める効果が大きくなることが期待できる。

(3) クリニカルパスの機能や目的のうち，患者の安心に結び付きやすい事柄

類型 C　重要で新しい概念の普及を図る

を中心に説明するのがよい。医療の効率化，均質化，コスト削減などの機能は，必要に応じて患者に説明することで，クリニカルパスへの理解を深めてもらうようにするのがよい。

(4)「クリティカルパス」の語形が本来であり，現在も「クリティカルパス」の語形を使う病院や医療者も少なくない。「クリティカル」(critical)は「ぎりぎりの」，「パス」(path)は「通り道」の意味で，工業製品などの製造過程において「最短の道」を意味する言葉であった。医療に取り入れられた際も，効率化を目指すものだったが，現在の「クリティカルパス」は，効率化だけでなく，もっと多様な目的を持っている。由来にこだわらず，病院での役割を中心に理解してもらえるように，説明することが大切である。

分かりやすく伝える工夫の例
類型C
重要で新しい概念の普及を図る

〈ふだんの生活を大事にする医療〉

　治療ばかりを追求する医療よりも，日常生活を大事にした医療を実現しようとする医療者や患者が増えています。ふだん通りの生活を大事にする考え方は終末期の医療でも重要視されるようになってきました。また，日ごろから何でも相談できる医療者を持つことが推奨されています。このような，ふだんの生活を重視する医療にかかわる，新しい概念を表す言葉を扱います。

53 QOL（その人がこれでいいと思えるような生活の質）　Quality Of Life
〔クオリティーオブライフ〕

キューオーエル

医療が必要とされるのは，それまでは当たり前にできていたその人の生活ができなくなったときです。医療を受ける動機を，患者の生活の視点で見つめることができる概念として，普及が望まれます。

まずこれだけは

その人がこれでいいと思えるような生活の質

その人がこれでいいと思えるような生活の質を維持しようとする考え方

少し詳しく

不快に感じることを最大限に軽減し，できるだけその人がこれでいいと思えるような生活が送れるようにすることを目指した，医療の考え方のことです。

時間をかけてじっくりと

病気や加齢によって，生活に制約ができたり，苦痛を伴ったり，その人らしく生活することができなくなってしまうことがあります。また，手術や抗がん剤など治療が原因となって，それまで通りの生活ができなくなる場合もあります。患者さんの人生観や価値観を尊重し，その人がこれでいいと思えるような生活をできるだけ維持することに配慮した医療が，求められています。QOLを決めるのは患者本人で，それを助けるのは医療者です。QOLのもとになった言葉は，クオリティーオブライフ（quality of life）で，直訳すれば「生活の質」です。自分でこれでいいと納得できる生活の質ということです。

53．QOL

概念の普及のための言葉遣い

(1)「QOL」は現状では認知度の低い言葉だが（15.9％），医療や介護の現場で患者が今の生活の満足度を一言で表現するのに最も適切な言葉であるので，普及が望まれる。しかし，端的な訳語をあてるのも難しく，原語をカタカナ語にした「クオリティーオブライフ」も，覚えにくい。(まずこれだけは)に記したような，分かりやすい言い換えや説明を添えながら，「QOL」という語形を普及させるのが現実的である。

(2) QOL が注目されるのは，病気や加齢あるいは治療により，それまでは当たり前にできていた，その人らしい生活ができなくなってしまうときである。医療や介護が必要とされる根本の動機が，QOL の維持であるとも言える。こうしたことも意識した説明を添えながら，QOL の考え方が定着するような言葉遣いの工夫が求められる。

ここに注意！

(1)「QOL」の概念は，一人一人の患者の側からとらえるべきもので，患者がどれだけ満足できるか，という観点から見ることが大事である。

(2) 医療の現場で，患者が医師に「QOL が良い」「QOL が悪い」と言えるようになると，治療効果の判定や患者の生活がうまくいっているかどうか一言で分かるので，是非患者に覚えてもらいたい。

→コラム 「診察室から⑥　QOL」（P.177）

54 緩和ケア（かんわ）（痛みや苦しみを和らげる医療）

[関連] ターミナルケア（類型A）　ホスピス（類型B）

　人生の最後のときを迎える人が，限られた大事な時間を有意義に過ごせるように，できるだけのことを行うのも医療の務めです。がんなどの痛みや苦しみを和らげてふだんの生活の質を維持する医療の意義を普及することが望まれます。

まずこれだけは

痛みや苦しみを和らげる医療
病気に伴う痛みや苦しみを和らげることを優先する医療

少し詳しく

　痛みや苦しみを和らげることを優先して行う医療です。からだの苦痛や心の苦悩などを軽くすることが主な目的です。患者さんやその家族の希望や価値観に配慮して，穏やかな日常が送れるようにします。

時間をかけてじっくりと

　痛みや苦しみを和らげることを優先する医療です。痛みや吐き気，呼吸困難などの症状を改善させたり，不安などを軽くしたりするケアを行います。WHO（世界保健機関）では，痛みの強さに応じて，早い段階から積極的に痛みを取り除くことを勧めています。緩和ケアは，医師と看護師だけで行うのではなく，薬剤師，栄養士，理学療法士，作業療法士のほか，ときには宗教家なども交えたチームで協力して行います。

　薬剤師は痛みを和らげる薬の使い方，栄養士は食べやすい調理法，理学療法士は痛みを生じない姿勢やからだの動かし方，作業療法士は生活環境作りの相談などを担います。趣味や嗜好（しこう）を同じくす

るボランティアの協力を得ることもあります。

概念の普及のための言葉遣い

(1) 「緩和ケア」という言葉の認知率は54.7％にとどまり，まだ低い。これからの医療において，患者にとっても恩恵のある概念だと考えられ，普及が望まれよう。概念の普及のためには，何を緩和するか，何のためにどのように行うのかが分かるように，言い換えや説明を加えることが大事である。 まずこれだけは に示した言い換えや説明の表現を使うと分かりやすい。

(2) がんの痛みを和らげる医療とだけ伝えると，麻薬などを使うことばかりを思い浮かべて不安を覚えたり，マイナスイメージを抱いたりする人もあり，普及の妨げになる場合がある。痛みを和らげる目的が，満足できる日常生活を送ることにあることを言い添えることで，緩和ケアの不安を軽減し，プラスイメージでとらえてもらうことができるようになる。 少し詳しく に記した表現などを言い添えると効果的である。

こんな誤解がある

(1) 医療者にも，死に向かう医療，治療をあきらめたときに行われる医療，緩和ケア病棟で行われる特殊な医療，特別な知識や技術を持った麻酔科医や精神科医にしかできない医療など，一面的な理解をする人がいる。

(2) 「緩和ケア」と聞くと隔離された緩和ケア病棟に入れられると思い込む患者がいる。緩和ケアには，自宅（在宅ケア）や外来で行うことも選択可能であると伝える必要がある。

不安を和らげる

(1) 緩和ケアを勧められると，もう終わりだ，治療を放棄された，もう病棟から出られないと思い込む患者がいる。本人の希望を尊重して，治療も継続でき，自由に入退院ができることを伝えたい。人によっては緩和ケア病棟（ホスピス）におけるケアが適切な場合もあることを理解しても

類型C　重要で新しい概念の普及を図る

らうとよい。
(2) 緩和ケアを受けることを勧める場合，患者や家族の気持ちを尊重し，その後のアフターケアもしっかり行うことが大切である。緩和ケアを受けながら，いつものように元気に仕事を続けている人もいることを話したり，患者や家族の体験記などを紹介したりすることも有効である。

ここに注意！

(1) 最近は終末期だけでなく，がんの初期治療の段階から緩和ケアを導入することも増えてきている。医療者には，終末期になる以前の早い段階から，必要に応じて様々な苦痛に対して，緩和ケアを受けることを勧めることも求められる。
(2) 痛みを和らげるのに使う，モルヒネや麻薬などに恐怖感を持つ人もいる。必要に応じて，痛み止めの使用量や使用期間などを説明するのがよい。

患者の家族と医師の問答例

Q：「緩和ケア」とは聞き慣れない言葉ですが。
A：主としてがんの末期などに，患者さんの痛みや苦しみを和らげることを優先させる医療（ケア）のことです。
Q：入院しないと受けられないのでしょうか。
A：病院の緩和ケア病棟に入院したり，独立したホスピスに入所したりしてケアを受けることもできますが，自分の家で受けることのできる「在宅緩和ケア」も，外来で薬をもらって行う「外来ケア」もあり，どれを選ぶかは主治医や家族とも相談して本人の意思を尊重して決められます。

Q：具体的にどのようなケアを受けるのでしょうか。
A：痛みに対する鎮痛薬や医療用麻薬（モルヒネなど）によるケア，呼吸困難に対する酸素療法，不安をできるだけ和らげる心理的なケア，移動やトイレ，食事などの不自由さを楽にするケアなど，いろいろ

なことをします。

Q：そういうケアを受けても結局は助からずに死んでしまうのではないのですか。

A：人は，必ず，いつかは死にます。交通事故や心筋梗塞（こうそく）などで急に亡くなる人もいれば，末期のがん患者さんのように，限られた時間を生きることのできる人もいます。どちらがいいかはその人の価値観によりますが，人生の最後のときを有意義に過ごすために，その障害となる痛みや苦しみを楽にしようというのが緩和ケアの目的です。

Q：病院に教会の牧師さんや神父さんに来てもらってお話をすることはできますか。

A：もちろんオーケーです。牧師さんでもお坊さんでも遠慮なく来てもらって構いません。世界最初のホスピスはアイルランドのダブリンにある教会でした。生死のことは魂にも触れることですから，信仰や信心は患者さんの気持ちを楽にすることにプラスに働くと思います。

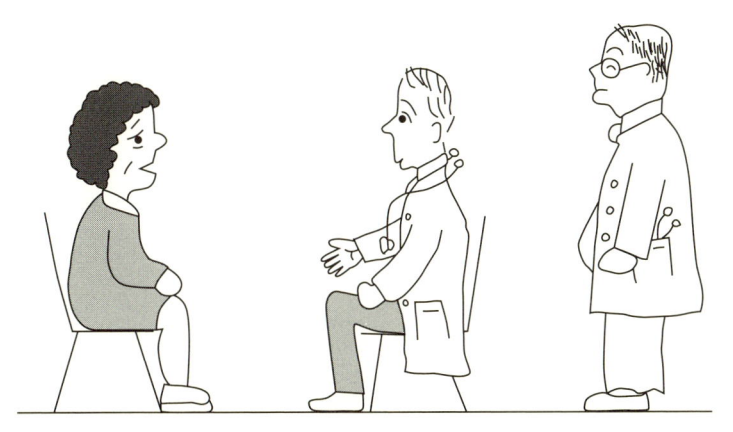

この研修医も説明がうまくなったなあ！

類型C　重要で新しい概念の普及を図る

Q：ホスピスや緩和ケア病棟は，一度入ったら，最後のときまで家に戻れないのでしょうか。
A：それはありません。いつでも退院して家に戻れます。帰っても，また気が変わって入院したくなった場合もオーケーです。外泊ももちろん自由です。この自由さが，ほかの病棟と一番違うところです。それが何よりの楽しみの人は晩酌もできます。

Q：家で緩和ケアを受けるためには，医師に往診をしてもらう必要がありますね。
A：はい，「在宅緩和ケア」と呼ばれています。在宅診療を行っている主として開業医が訪問看護師と協力して訪問診療を行います。また，ときには薬剤師・栄養士・理学療法士・ヘルパーが加わってチームを作ってお世話をすることもあります。

Q：家で容体が急に悪くなることもありますね。
A：はい，その可能性はあります。

Q：臨終のときに，医師が間に合わないこともあるのでは？
A：在宅療養支援診療所に登録している診療所の医師は，24時間連絡が取れる態勢にありますので，臨終が近づいたときは，医師もナースも訪問の回数を増やすようにしますが，結果的にその瞬間に間に合わないこともあるでしょう。

Q：それで問題ないのでしょうか。ちょっと怖いですね。
A：家族の方が，家で死にたいという本人の意思をしっかりと受け止めて自覚していれば，最後のときを家族だけで手をとって看取ることができます。その場に医師やナースがいなくても，何も問題はありません。間もなく医師もナースも必ず来てくれます。

Q：緩和ケア病棟への入院は，家族が決めてもよいのでしょうか。
A：御本人の意思が確認できれば，本人の自由意思で入院することが一番望ましいですね。本人が自分の意思に反して「入れられた」と感

じるような入院は，あまりお勧めできません。

Q：何となく入院してもらった方が家族としては安心ですね。

A：御本人が「家族に悪いから」と，本当は家で死にたいのに我慢して入院することがあります。御本人の気持ちをよく確かめてはどうでしょうか。でも，その家庭の状況によっては，家での看取りができないこともあります。どれが良く，どれが悪いということではありません。入院と在宅とどちらを選ぶのも自由です。

Q：入院のときは個室に入れるのでしょうか。

A：ほとんどの緩和ケア病棟もホスピスも個室が多く用意されています。面会も自由で，夜でも電話が使えます。緩和ケアの入院料は，もちろん健康保険で認められています。

関連語

ターミナルケア（類型A）

人生の最後の大切なときを，本人の希望に添って過ごすための支えになることを目指して行われる医療や介護です。痛みや苦しみを和らげる「緩和ケア」も含まれます。

認知率の低い言葉（32.7％）なので，別の言葉で言い換えて伝えたい。だが，直訳した「終末期医療」「終末医療」「末期医療」などの言葉は，その露骨さを嫌がる患者や家族もいるので注意したい。最後のときを迎えることを意識して伝えなければならないときは，「最後を迎えるときまでを穏やかに過ごすための医療」などと，慎重に言葉を選んで説明することが考えられる。通常は，意味の近い「緩和ケア」を用いることも一つの方法である。

ホスピス（類型B）

痛みや苦しみを和らげ，人生の最後の大切なときを安らかに過ごせるように世話をする専用施設です。

認知率はかなり高い（86.7％）が，理解率は必ずしも十分ではない（75.0％）。身近な人がホスピスを利用した経験を持っていない人も多く，実像が知られていない面がある。ホスピスがどんなところかを写真を使ったり実際に見せたりして明確に説明するようにしたい。

類型 C　重要で新しい概念の普及を図る

55　プライマリーケア（総合的に診る医療）
primary care

[関連] **病診連携**（びょうしんれんけい）（類型 B）

大きな病院での専門医療に対して，ふだんから何でも診てくれ相談にも乗ってくれる身近な医師（主に開業医）による，総合的な医療です。今後の社会的な医療体制を考える上で重要な概念です。

まずこれだけは

ふだんから近くにいて，どんな病気でもすぐに診てくれ，いつでも相談に乗ってくれる医師による医療

少し詳しく

あなたの近所にいて，何でも気さくに診てくれ，いつでも相談に乗ってくれる医師による医療のことです。特定の病気だけを診る専門医療とは違って，患者を一人の人間として，総合的に診療する医療のことです。緊急の事態が起こったり専門的な医療が必要になったりしたときは，最適の専門医に進んで紹介してくれるので，安心です。

時間をかけてじっくりと

急にからだの調子が悪くなった緊急の場合の対応から，健康診断の結果についての相談までを行う医療のことです。プライマリーケアを行う医師は，そのための専門的なトレーニングを受けており，患者さんの抱える様々な問題にいつでも幅広く対処できる能力を身につけている「何でも診る専門医」です。必要なときは最適の専門医に紹介します。在宅診療や地域の保健・予防など，住民の健康を守る役目も担っています。

概念の普及のための言葉遣い

(1) 「プライマリーケア」という言葉の認知率は29.6％と非常に低い。「プライマリー」という外来語の意味も一般の人には分かりにくいので、普及のためには、端的な言い換えや言い添えの必要性が高い。プライマリーケアを実践する医師の行動の側面から、この概念を理解するのが分かりやすく、 まずこれだけは に示した表現で言い換えや言い添えをするのが効果的である。

(2) 病院と診療所とが密接な連携をとる「病診連携」が重視されるようになっていることなど、これからの医療体制を考えるのに重要な考え方の中心に、プライマリーケアがあることを、次のような説明によって伝えることも概念の普及につながるだろう。

「これからの医療は、プライマリーケアを行う医師と大病院の専門医を中心に、すべての医療者が綿密に連携して、患者優先、人間重視の立場で互いに協力することが望まれています」

こんな誤解がある

現在日本では「プライマリーケア」という言葉が、以下のように使われているために、混乱や誤解が生じている。

① もともと primary という言葉には、「主要な」「主な」「最も重要な」という意味がある。WHO（世界保健機関）や ここに注意 に記すように米国国立科学アカデミーでも「プライマリーケア」をこの意味に注目して定義している。

② primary には「初級の」「初等の」「基本の」という意味もある。同じ医療分野でも、専門医療の分野の人たちは、この言葉をその意味に限って使用している傾向がある。「プライマリーケア」の「プライマリー」は、その意味ではない。

③ WHO が当初に提唱した「プライマリーヘルスケア」は、保健の立場、いわば一次予防（地域保健活動）の立場を強調した用語であった。こ

れは，発展途上国を念頭においた考え方である。一方，先進国においては，健康保険制度や，医療者の数・質はある程度整っているので，医療者と患者・家族・地域という関係で医療体制を見ることが一般的である。この観点から，国民の健康や病気に総合的・継続的に対応する医療として，「プライマリーケア」の用語の普及が図られるようになった。

④看護師の世界では，「プライマリーナーシング」という言葉があり，これは，ある特定の患者の看護ケアを，入院から退院まで一人の受持ち看護師が継続して責任を持つ「主治看護師制」のことを指す。継続性に重きをおいた入院患者の看護に特化した話であり，ここでの「プライマリー」は違った意味を持つことになる。

ここに注意！

(1)「プライマリーケア」に最も適合する定義は，1996年の米国国立科学アカデミー（National Academy of Sciences, NAS）医学部門による次のものである。

> 「プライマリーケアとは，患者の抱える問題の大部分に対処でき，かつ継続的なパートナーシップを築き，家族及び地域という枠組みの中で責任を持って診療する臨床医によって提供される，総合性と受診のしやすさを特徴とするヘルスケアサービスである」

(2)「プライマリーケア」という用語の表記について，日本プライマリ・ケア学会では，「プライマリ・ケア」としている。

患者・家族と医師の問答例

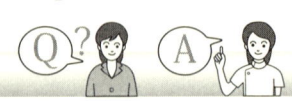

Q：待合室の掲示に先生はプライマリーケアを行っていると書いてありました。プライマリーケアってどんなことをするのですか。

A：患者さんを一人の人間としてとらえ，その人のからだや心が抱える問題を総合的に診る医療です。主として地域の診療所や小病院の医師が行っています。幅広く何でも診て，往診や訪問診療などの在宅

診療を行う医師も多いことが特徴です。

Q：大きな病院とは役割が違うのですね。

A：その通りです。病院の専門医は，自分の専門の脳とか心臓とか肝臓とか，ひざとか，それぞれのからだの部分の病気を診ますが，専門外は，それぞれの専門医に任せます。

Q：ほかのところも診てもらいたいと言うと「○○科へ行きなさい」と言われ，その都度医師が替わって待たされるので，時間もかかってちょっと不便ですね。

A：その点，私たちプライマリーケアをやっている診療所は便利ですよ。風邪・腹痛・高血圧・糖尿病それに腰痛や軽いケガまで……大抵は何でもオーケーですので，一か所で間に合ってしまいます。

Q：先生，それって昔，「町医者」と言っていたお医者さんみたいですね？

A：そうなんですよ！　現代版の「町医者」なんですよね。

分かりやすく伝える工夫の例
類型C
重要で新しい概念の普及を図る

〈新しい医療機械〉

　画像診断の検査機械として，近年「MRI」「PET」などが順次登場しました。いずれも，一般の人が，適切な医療を受けるために，機械の役割などを知っておくことが望まれるものです。しかし，現段階では，機械の普及に比べて，機械の役割やその機械を使った検査の内容についての知識の普及は不十分です。こうした知識を的確に普及させるためには，事物の普及段階に応じた工夫が大切です。
　また，こうした機械の名前には，アルファベット略語が多い点にも注意が必要です。使う側は符丁のように使えて便利ですが，分からない人にとっては理解の手掛かりが非常に少なく困惑してしまうでしょう。医療者側の使いやすさよりも患者側の分かりやすさを優先する必要があります。この種の言葉は日本語に訳しても分かりにくいので，いつも説明を添えて用いることが必要です。

類型C　重要で新しい概念の普及を図る

| 56 | **MRI** エムアールアイ　Magnetic Resonance Imaging |

［関連］　**CT**（シーティー）（類型B）

現在急速に普及しつつある機械で，今後さらに普及することが見込まれます。しかし，この機械についての知識の普及は，遅れています。

まずこれだけは

特別な機械を使って，からだの中の詳しい画像をとる検査

少し詳しく

からだの中の断面を写す検査です。磁気を利用して，からだの中から必要な情報を拾い出し，コンピューターを使って画像にします。

時間をかけてじっくりと

からだを輪切りにしたような画像が得られる検査です。磁気を発生させた場に横たわってもらい，からだの中から信号を拾い出します。その必要な情報をコンピューターで処理すると，からだの中を輪切りにした画像をはじめ，いろいろな断面での鮮明な画像が得られます。MRIは，Magnetic（マグネティック：磁気）Resonance（レゾナンス：共鳴）Imaging（イメージング：画像）の略で，訳語は「磁気共鳴画像」です。

概念の普及のための言葉遣い

(1) MRIの検査装置は，多くの医療機関に配備されるようになり，それに伴ってこの言葉の認知率も高くなった（92.7%）。しかし，先に普及したCTによる検査との違いなど，この機械で行う検査の内容を正しく理解するところまでには至っていないと考えられる。機械の普及と合わせ

200

て，この機械による検査についての正しい知識も，普及させていくことが望まれる（(ここに注意)(3) を参照）。

(2) 「MRI」のようなアルファベット略語は，一般の人にとって覚えにくい。一方，(時間をかけてじっくり)に記した原語や訳語も，語形が長く，かえって分かりにくい。既に広まり始めたこの言葉に関しては，「MRI」の語形で普及させることが現実的である。「エムアールアイ」と明瞭に発音し，(まずこれだけは)(少し詳しく)に示したような表現を用いて，常に説明を言い添えるようにしたい。

(3) MRI に比べて CT の方が，なじみのある人が多い。CT を知っている人には，CT と比較したときの MRI の特徴を説明すると分かりやすい。その際，例えば，次の表のようなことを説明することが考えられる。

MRI と CT の比較

	MRI	CT
検査方法	横になって，機械の中に入り撮影	横になっていると機械がからだの上を通って撮影
撮影時間	長い（所要時間を具体的に説明）	短い（所要時間を具体的に説明）
音や痛み	大きな音がする，痛みはない	音は小さい，痛みはない
撮影方法	磁気による情報をコンピューターで再現	エックス線による情報をコンピューターで再現
検査費用	一般的には CT より高額（費用を具体的に説明）	一般的には MRI より低額（費用を具体的に説明）
撮影画像	解像度の高い，いろいろな方向の画像	解像度の高くない，定まった方向の画像だが，立体画像に合成できる
向いている検査	脳梗塞，脳腫瘍，血管の異常など	骨の異常，出血性の病気など
向いていない検査	くも膜下出血	—
検査するのに配慮が必要な人	閉所恐怖症，心臓ペースメーカーを付けている人	妊娠中の人
もとの言葉	Magnetic Resonance Imaging	Computerized Tomography
訳語	磁気共鳴画像	コンピューター断層撮影

こんな誤解がある

(1) CT よりも，MRI の方が，すべてにおいて優れていると誤解している人がいる。この誤解に基づいて，CT 検査を勧めた患者が，MRI を希望す

る場合もある。それぞれの検査方法の長所・短所と，検査の目的について的確に説明し，目的に合った検査をすることが大切であることを伝えたい。
(2) MRI がすべての病気に有用で，すべての病気を判断できるとの誤解がある。内視鏡や CT やほかの検査が有用である場合も多く，必ずしも MRI が必要とは限らないことを説明して誤解を解く必要がある。

ここに注意

(1) MRI による検査を初めて受ける人には，その効果や検査のときにどんな感じになるのかについて，前もって説明を行う必要がある。説明には，(時間をかけてじっくりと)に記したような表現などを利用することが考えられる。検査の最中に不快で我慢できなくなったときは，検査担当者に知らせることなどを，伝えておく必要がある。
(2) 検査の前の説明で，検査によって得られる画像の例や，検査に使う機械の実物や写真を見せて説明すると効果的である。
(3) 下の表のように，日本の医療における CT や MRI の普及率は諸外国に比べて非常に高い。その機械を使って行う検査の意義など知識の普及が不十分にならないようにしたい。

医療機械の普及率（2005年，人口100万人あたり）

	ＭＲＩ	ＣＴ	放射線治療装置
オーストラリア	4.2	51.1	6.0
フランス	4.7	9.8	6.0
ドイツ	7.1	16.2	4.7
イタリア	15.0	27.7	5.0
日本	40.1	92.6	6.8
韓国	12.1	32.3	4.5
スペイン	8.1	13.5	4.2
米国	26.6	32.2	—

（OECD Health Data2008より。2005年のデータ。日本の CT 保有率は2002年のデータ。米国は放射線治療装置のデータなし）

■言葉④

医療用語とアルファベット略語

　この本で取り上げた言葉には，「ADL, COPD, MRSA, QOL, MRI, PET」のように，大文字のアルファベットを連ねた略語が含まれています。このようなアルファベット略語は，カタカナで書かれた外来語や難しい漢字で書かれた漢語とともに，一般の人が医療用語によそよそしさや分かりにくさを感じる大きな原因となっているようです。

　一方，私たちは「AM, CD, JR, OK, OL, PC, PM, SF, NHK, PTA, USA」のようなアルファベット略語には，ほとんど抵抗を感じません。これらは多くの人に使われ，既に日本語の一部として定着しています。一口にアルファベット略語と言っても，社会一般への浸透度や実際の使われ方は，語によって様々です。

　さて，声に出して読んでみると気づくことがあります。「JIS, NASA, NATO, AIDS, SARS, JETRO, UNESCO, NASDAQ」などは，例えば「ジェーアイエス」のように一つ一つの字を読んでいません。「ジス，ナサ，ナトー，エイズ，サーズ，ジェトロ，ユネスコ，ナスダック」のように，まるで一つの語のような扱いをしています。このようなタイプを特に"頭字語"または"アクロニム（acronym）"と言います。冒頭で触れた語の中では，「PET（ペット）」がこれに当たります。

　興味深いのは「MRSA」です。「エムアールエスエー」と読むのが一般的ですが，医療関係者の中には「マーサ」と読む人もいるようです。「MRSA」を頭字語として「マーサ」と読むのは少し強引ですが，語の長さが短い分だけ，仲間内で符丁のように使うには便利かもしれません。「マーサチェック」という商品名の検査用キットもあるようです。「エイズ」や「サーズ」のように広く一般に普及するかどうか，今後の行方が注目されるところです。

　最後に，意外な頭字語として「レーダー（radar）」と「レーザー（laser）」を御紹介します。実は，二つとも20世紀半ば以降の新しい頭字語ですが，既に完全に一般語の仲間入りをしています。英語で，小文字で書かれることが何よりの証拠です。

類型C　重要で新しい概念の普及を図る

57　PET（ペット）　Positron Emission Tomography

登場して間もない機械ですが，今後普及する可能性が見込まれます。重要な事物の，普及前の段階における言葉遣いにも工夫が必要です。

まずこれだけは

薬剤を体内に注射してから，特別な機械を使ってからだの中の詳しい画像をとる検査

少し詳しく

薬剤を体内に注射し，薬剤ががん細胞に集まるところを写す検査です。特別な機械を使って撮影します。がんの有無や位置を詳しく調べることができます。

時間をかけてじっくりと

ブドウ糖に似せた薬剤を体内に注射し，薬剤ががん細胞に集まるところを写す検査です。がん細胞は，通常の細胞よりも多くのブドウ糖を摂取します。その特性を利用して，薬剤が多く集まる位置を詳しく見ることで，がんの検査を詳しく行うことができます。PETとは，Positron（ポジトロン：陽電子）Emission（エミッション：放出）Tomography（トモグラフィー：断層撮影法）の略で，訳語は「陽電子放出断層撮影法」です。

概念の普及のための言葉遣い

(1) PETの検査装置を導入している医療機関はまだ少ないが，導入し効果を宣伝する医療機関は増えてきており，今後もその流れは続くことが見込まれ，近い将来普及に向かう可能性がある。現状では，この言葉の認知率は61.0％，理解率は33.1％であり，特に理解率は低い段階にとどま

っている。丁寧な説明をすることで，言葉と知識との両方を普及できるとよい。

(2) 一般の人は，「PET」という語形や「ペット」という発音だけを見聞きすると，ペットボトルや愛玩(あいがん)動物をまず想起する。違う分野の言葉であるので，文脈によって区別できる場合が多く，混同される危険は高くない。しかし，言葉の認知度が低い現段階では，「がん PET 検査」などと，言葉を補って用いると，知らない人にとっても，大体の意味が推測でき分かりやすい。

こんな誤解がある

　　PET 検査をすればがんのことなら何でも分かるという誤解や，PET の方が CT や MRI よりも詳しく，すべてにおいて優れているという誤解がある。料金が高く新しい PET 検査に，過大な期待を抱いてしまう人に対しては，優れている点と弱点をあげて万能ではないことを説明し，誤解を解いておく必要がある。

ここに注意

(1) 検査の危険性については，次のことを伝えておく必要がある。PET 検査でからだに受ける放射線の量は，胃のエックス線検査の半分程度であり，検査時に注射する薬剤は一日以内に放射能はなくなり，薬剤そのものもほとんど体外に出てしまうので，副作用の心配はない。

(2) 日本核医学会・日本アイソトープ協会から出ている『PET 検査 Q&A』を示して説明するのも効果的である。

類型C　重要で新しい概念の普及を図る

■コミュニケーション⑨
不安の克服と信頼関係の構築
――がんと闘う患者とその主治医へのインタビュー

がんと闘う患者Aさん
　Aさん（54歳・女性・福島県在住）は，46歳のとき，乳がんが見つかり，主治医から診断とガイドラインに沿った治療について説明を受け，患者参加型の意思決定をして，手術を受けた。「ガイドライン」「EBM」「セカンドオピニオン」などの専門用語もきちんと理解し，医療チームの主役として治療法を選択し，情報収集やセカンドオピニオンも主体的に実行できる自立する患者である。乳がんの手術から七年後，脊椎への骨転移が見つかったが，家族のサポートに恵まれ，現在，自宅で生活しながら，外来で治療を続けている。

Aさんの主治医，M医師
　福島県のB病院で，年間約500例の腹腔鏡手術を中心とする手術を手掛けるがん医療最前線の外科医。

Aさんへのインタビュー
自らの情報収集とセカンドオピニオン
――治療法を自分で選ばなければならないときには？
Aさん：先生から納得できるまで説明してもらって，自分で判断します。最近は，いろんな新しい情報を自分でも手に入れることができたり，まわりから聞いたりすることがあります。そこで得られた情報も，選択肢の中に入れて，先生に「こういう治療法もあるようですけど，どうでしょうか？」と相談します。
――情報収集の手段は？
Aさん：インターネットで調べたり，子供たちからの情報ですね。あとは，テレビや新聞の特集記事とかですね。すぐ近くに嫁いでいる長女も，遠くにいる子供たちも，いつも気にかけて調べてくれていて，「お母さん，こんな治療法があるみたいだよ」って教えてくれます。子供たちからの情報提供が結構あって，これが一番かもしれません。
――セカンドオピニオンを受けたのは？
Aさん：私の場合，主治医のM先生に紹介状を書いていただいて，お話を聞くだけ

でも、というような感じで、あちこち行ってます。自分には、今受けている治療法が最適なのか？　ほかに、もしかしたら、もうちょっといい治療法があるんじゃないかなって、常に念頭にあって、あらゆる可能性を探っています。いいかなと思った治療法が自分には合わないと分かって、無駄足になってしまってもいいから、聞いてみたいんです。

　私の場合、乳がんが見つかって、平成11年にこちらの病院でM先生に手術をしてもらいました。その後、月に一回の通院でホルモン療法を続けて、七年が経過したので、安心して「もう卒業間近かな」と思っていたんですね。ところが、去年の五月ごろ、腰痛がひどくなって、MRIで詳しく検査したら、脊椎への転移が見つかったんです。骨転移など思ってもいなかったんで、青天の霹靂でしたが、こちらの病院に入院して、抗がん剤による治療を始めました。

　初めてセカンドオピニオンに行ったのは、東京のがん専門のC病院です。そのほかにも、温熱療法のお話も聞きたいなと思って東京のD病院へ行ったりしました。それから、インターネットで見つけて行ったんですけど、免疫細胞療法という治療法のお話を聞きに東京のEクリニックへ行きました。

　年が明けてから行ったのは、最新鋭の放射線治療機器トモセラピー（Tomo Therapy）、これはまだ日本に何台かしか入っていない機械だそうですが、それがあるというF病院ですね。群馬県の高崎市にある病院です。トモセラピーの情報はM先生から教えてもらいました。

最大限の努力をして、日進月歩のがん医療のあらゆる可能性を探る

Aさん：医療の世界は毎日進歩していますから、それこそ本当に日進月歩なんですよね。まだ、何か新しい治療法があるんじゃないか、何かもっといい治療法があれば、それをやってみたいという気持ちをいつも持っています。もっとよくなりたいという気持ちがありますので、どこへでも行ってみるんですね。

　自分が今ここの病院で受けている治療が、自分にとって最適の治療だと確認できるだけでも、セカンドオピニオンを受けたかいがありますね。最初に行ったC病院で紹介してもらったお薬が、最新の薬だっていうことで、書いてもらって、それをこちらで治療に使っています。抗がん剤ですね。私は、娘が川崎にいるものですから、東京までわざわざ行ってC病院に入院してもいいかなと思ったんですが、そのお薬はどこでも取り寄せて使えるということで、ここの病院に月に三回通院しています。

　　　　　最初は,「いやー,何だったら私,どこか外国で治してもらえるんだったら,飛行機に乗って飛んで行ってもいいんです」なんて言ってたんですけどね。
——インターネットを始めたきっかけは？
Aさん：インターネットは,子供たちが皆やってますから,教えてもらったんです。息子がアメリカにいるもんですから,以前は手書きの手紙のやりとりだったんですけど,今はインターネットが普及して,あちらとこちら時差も関係なく,即時にやりとりができるっていうことで,今はメールを使うことが多いですね。最初のきっかけは,息子と夫とのメールのやりとりでした。メールは私も仕事で多少は使うこともあったんですが。
　　　　インターネットは,子供たちがやっていて,「調べてあげるよ」って言うものだから最初は甘えていたんですが,「自分でもできるんだからやってみれば」って言われて,やり始めました。

患者と医師の信頼関係の構築

Aさん：医師は毎日いっぱい,いろんな患者を診て,その人その人に合った説明を調整していると思うんですけど,患者にとって医師は一人なんですよね。だから,「ああ,先生は本当に私のことをちゃんと考えてくれてるんだろうな」と思うことが多いんですけども,時々,「ああ,先生は忙しいから,やっぱり私は数ある患者の中の一人でしかないんだろうな」とか思ったりするときもあるんですよね。そういうときは,何となく不安になります。私も失礼なことを先生に言ったことあるんですけど……。でも,確かに患者の気持ちの受け止め方って難しいですよね。実際,忙しい先生にその人その人に合わせた対応を求めるのは……。
——医師に話をきちんと聞いてもらえなかったというような経験は？
Aさん：ないですね。M先生がちゃんと受け止めてくださってますから。難しいことだとは思いますが,患者が迷っているときは特にちゃんと受け止めてほしいですね。主人の病気のときも迷ったし,自分の病気のときもそうだったんです。主人のときは,最終的には県内のちょっと遠くのG病院に移ったんですけども,ここのB病院にしようかどうか迷ったんです。G病院の方が病院の規模も大きいし,最初に入院した病院からG病院あての紹介状も書いてもらったもんですから。自分のことだけじゃなくて,主人の相談なんかもM先生に聞いてもらってるんです。先生は,患者だけじゃなくて家族のことも聞かなくちゃなんないから,大変だと思います。

理想の医療者
――理想の医師・看護師は？

Aさん：自分が聞きたいこととか，心配なこととかを相談したときに，適切な助言が聞ける人，患者の気持ちをしっかり受け止めて，お話ししてくださる人ですね。それから，医師の方からも，可能性がある新たな治療法とか，そういう最先端の情報を教えてほしいですね。医師・看護師の方々は学会などでいろんな勉強をされて，新たな治療とか，最先端の情報なども常に頭に入れてやってくださっていると思うんです。今回，最新鋭の放射線治療機器トモセラピー（Tomo Therapy）の件に関してはM先生から教えてもらったんです。私もちょっと新聞で見てたんですけど，M先生もちょうど学会かなんかの集まりで詳しい情報を得てらっしゃって，「最新鋭のトモセラピーが日本に入ってきましたよ」って話してくださったんです。

――常に勉強する医師・看護師であってほしいということ？

Aさん：そうですね。だから，標準的医療を私たちは確か受けているんだと思うんですけど，地域格差というものがあると思うんですね。どうしても，都会と地方では，いろんな格差があると思いますので，ここで受けられなくても，そういう最先端の医療をやっているところがあるという情報を教えてくださるだけでも，地方にいる私たちは助かります。私は，そういう情報が分かれば，自分でそこまで出向いて行きたい方ですから。そういう最先端の情報は，自分で探すこともできますけども，限界があります。先生の方から提案してくださるそういった情報は，すごく役に立っています。

M医師へのインタビュー
がんの告知
――がんの患者さんに告知をするときの話の進め方は？

M医師：例えば，胃がんの手術後三年経って，レントゲンで肺への転移がみられたことを言うとき，ほとんどの患者さんが「私はこれで死ぬんですか」と聞いてきます。医師は話す前にどうするか悩みます。その患者さんに今日話していいのか，家族を呼んで話した方がいいのか看護師と相談します。医療チームのスタッフに，患者さんの個性や，こういう言い方をしても大丈夫かどうかを聞き出して，その通りにします。そうするとチーム医療が生きてくるんです。自分の提言を聞き入れてもらえることで，スタッフ同士の信頼関係（ラ

ポール）が構築されます。主治医ではよく分からないところを見てくれている人がいたら，必ずその人の意見を聞きます。その繰り返しで，医療チームの信頼関係ができるのです。「○○さんは，いつもは子供さんと一緒なんですが，今日は一人で来てるみたいです」などの情報をすっと伝えてくれます。それに応じて，今日はどの話をどこまで話そうかと判断します。患者さんは待っているから，すぐに判断しないといけません。その訓練は医療チームが一番やりやすい。患者さんにとって，かなりいい回答に近づけるんじゃないかと思います。

——医療チームのスタッフから収集した情報を告知にどう生かすか？

M医師：「どこまで話をしたらいいと思う？」とスタッフと相談します。「どこまで」，つまり，患者さんが「どのくらい耐えられるか」「ふだんの状況はどうなのか」「病状は，上昇カーブできてるのか，下降カーブできてるのか」「家族と本当にうまくいっているか」などを聞きます。また，「今日は，どのように話をしたらいいか？」とスタッフと相談することも大事です。患者さんのその日その時の要望や欲求（フェイス）を察知し，それを満たす効果的なポライトネス・ストラテジー[1]をスタッフと相談しながら考えます。ポライトネス理論[2]で言うフェイス，患者さんのその日その時の要望や欲求（フェイス）を的確に把握しているのは，多くの場合看護師です。うちの病院のスタッフは，「医療コミュニケーションに効果的なポライトネス・ストラテジー」について，Y先生の講演で勉強してますから，「今日はネガティブ・フェイスですね」というような的確な助言が得られます。スタッフからの提案通りに話してみて，ほとんど間違いはないですね。スタッフの意見を聞いて，それを採用すると，

1）医療場面に当てはめると「患者がどういう要望や欲求を持ってこの場に臨んでいるかということに気を配って察知し，それを満たすように働きかけるコミュニケーション方略」と言えます。

2）ポライトネス理論では，患者の要望や欲求を「フェイス」と言います。人間関係や対人コミュニケーションに関して，人はだれでも二面の基本的欲求，「親近欲求」（ポジティブ・フェイス）と「不可侵欲求」（ネガティブ・フェイス）を持っています。「親近欲求」は，医療者から理解され，共感され，称賛されたいという欲求であり，医療者との心理的距離を縮めたい，親しく接してほしいという欲求です。「不可侵欲求」は，医療者に立ち入ってほしくない，邪魔されたくないという欲求であり，医療者との心理的距離を保っておきたい，礼儀正しく接してほしいという欲求です。ポライトネス・ストラテジーには，患者の「親近欲求」を満たすように働きかける「親近方略」（ポジティブ・ポライトネス・ストラテジー）と，患者の「不可侵欲求」を満たすように働きかける「不可侵方略」（ネガティブ・ポライトネス・ストラテジー）があります。

医療者側の一体感が出ます。医師が話したことがきちんと伝わらなくて，患者さんが，後で看護師に聞いたとしても，同じ結果が得られるからです。そうすると，「医師に聞いても看護師に聞いても同じだな，私（患者）のことを思ってくれているんだな」ということで医療チームの信頼関係が築かれます。そうやって築かれる信頼関係って大きいと思います。それが患者さんも参加する医療チームでのコミュニケーションだと考えています。

　スタッフから報告を聞いて，採用しないと，真剣に話をしなくなる恐れがあります。一人一人に責任がないということであれば，医療チームは緩みます。

主体性を持って，チーム医療の意思決定に参加できる患者を育てる

――Aさんの主体性をどう育て，信頼関係をどう築いたか？

M医師：自分の病気やその治療法，それに関係する重要な専門用語については，自分で調べることを提案したんです。インターネットで専門病院のホームページを開いて調べるとかですね。Aさんが自らセカンドオピニオンを最大限に活用していることについては，もうちょっと詳しく説明します。Aさんのセカンドオピニオン用の資料袋はいつも準備してあるんです。どこへ行ってもいいように，レントゲン写真とか検査結果とか，全部持って行けるように，準備しています。「セカンドオピニオン」の大事なところや，自分にとって最適な医療を選択するのにどう役立つかというような話は，随分早い段階でしてあるんですよ。そうすると，「ガイドライン」にのっとった治療がなされているかどうかも，自分でチェックできるし，自分で選択できるようになるんですね。さらなる治療を求めて，C病院へセカンドオピニオンに行っても，自分でちゃんと医師に説明できるし，医師の説明も十分に理解できるんです。もともと知識の豊富な人が，自分の病気と向き合って，どうしたらいいかって，主体性を持って勉強した結果だと思います。

――「ガイドライン」「セカンドオピニオン」などの重要な専門用語を患者も知っておくべき？

M医師：知っておいてほしいですね。患者さんが主体性を持って，医療チームの一員として，治療方針を決めるのに参加できることが重要だからです。恐らく，これからほとんどの疾患に関してガイドラインができてくるので，「ガイドライン」（→51）の概念や意義は理解しておいてほしいと思うのです。例えば，自分が胃がんになったとき，胃がんのガイドラインを自分でひもといて，ある程度理解してから病院に来ると，医療チームの一員として参加できます。

患者さんも医療チームの一員であるという考え方からすると，この「ガイドライン」は必須事項です。医師が，ガイドラインにのっとった治療をきちんと説明してくれたら安心できるし，自分で病院を選んで，納得できる治療を受けることができます。もし，医師がガイドラインと違うことを言ったり，違う方針を示して危険を感じたら，セカンドオピニオンを求めることもできます。そういう患者さんの主体性を育てたいと思います。

「セカンドオピニオン」（→50）については，患者さんが意思決定の場面で，選択に迷ったときは参考意見を聞くことができることを理解することが重要です。だから，例えば，乳がんの患者さんには，次のように「セカンドオピニオン」の意義を話します。「診断はこうです。ガイドラインに沿った治療はこれとこれがあって，私はこの方がいいんじゃないかと思っています。もし選択に迷ったら，ほかの乳がん専門医の先生方に意見を聞いて参考にしてください。近くだとこの病院とこの病院に専門医がいます。意見を聞いてみたいときは，今までの治療とか検査結果とか資料を提供しますので，持って行ってください」。あくまでも第一診断をしたところのデータ，診断結果があって，それを携えて第二診断のところに行かなければなりません。このステップは重要だと思います。

「セカンドオピニオン」の根本精神は，患者さんの自己決定力を高めるということです。私のところの第一診断を持って，近くの病院にセカンドオピニオンに行った。そこでも選択に迷って，大学病院に行った。大学病院でも私のところと同じ説明をされたので患者さんが戻ってきた。それも「セカンドオピニオン」です。私のもとに戻ってきたときには，患者さんは落ち着きがあります。もう大丈夫だと患者さんが私を信頼してくれています。そういう信頼関係の構築にもセカンドオピニオンは役立ちます。

リスクも共有してこそ患者参加型の医療

――先生の患者教育の方針は？

M医師：患者の「さあ治せ」というタイプ，医師の「とにかく任せておけ。治してやる」というタイプ，患者参加型の医療では，どちらも駄目ですね。その両方のタイプをやめて，両者がそれぞれ納得した上で，一緒に協力してやっていくというかたちに持っていくことが重要です。

「納得」というのは，医療の場合，大ざっぱに言うと意識の共有と理解の共有です。例えば，手術のリスクについて，医師の理解と，患者の理解が一致

していることが大事です。リスクが共有されていない場合は，十分な説明があれば「合併症」（→46），説明がないと「医療事故」としてとらえられることになります。だから，リスクの共有においては，特に，言葉やコミュニケーションの重要性はものすごく大きい。

　現場で困っているのは，リスクの共有をどう図るかということです。訴訟が怖いとかそういうことではなく，やっぱり，意識の共有，理解の共有には，リスクをも理解し共有してもらう必要があります。「病院だから100％安心だ」ということはありません。病院に患者さんがやって来て「診てください」と言ったら，医師には「応招の義務」[3]があるので，必ず診なければなりません。診るんですが，それは確実に治ることを保障するわけではありません。その理解の違いが，実はあるんです。病院に来たら「安心だ」「もう治るぞ」と患者さんが思い込んで，ある場合はどんどん悪化してしまう。治らずにひどくなったりすると，患者さんは飛び降りてみたくなったりします。患者さんの思い込みがあると，それだけ精神的なダメージを負うのです。患者さん，というか，住民，その地域で生活をしている人が理解しないといけないのは，「病気についての知識」，それから，「病院というのはきちんと治るということを保障するものではない」ということです。多分，それが抜けている患者さんの場合，ちょっと何かあったら事故だろうと考えるわけです。

——リスクも共有することを教育するには，診療の場面で具体的にどういうコミュニケーションが必要か？

M医師：例えば，子供を連れてきた母親には，私は外来で「よく見ててくださいね」って言います。何を見ていればいいかというと，例えば，熱があるかないか，痙攣（けいれん）を起こさないかどうかとかいろいろあります。そういった症状に関する用語を知っていて，「こういう症状があります」とか「こんな具合です」と，きちんと表現できることが大事です。この辺だと「胃がむっつりする」って言うんですね。「むっつりってどういうことですか」と尋ねて，患者さんに解説してもらうと，まあ痛いのでもないし，胃がはるでもないし，その中間ぐらいだということが分かります。医療用語としてお互いに共通理解ができるようなコミュニケーションが必要です。自分の症状が言える，説明できるっていうのは，患者教育で大事なことだと思います。

---

[3] 医師の応召義務については，医師法第19条に「診療に従事する医師は，診察治療の求めがあった場合には，正当な事由がなければ，これを拒んではならない」とあります。

この本ができるまで

1.「病院の言葉」委員会の設立

　医療者から患者に伝えられる言葉の問題を把握し，問題を改善する方法を検討していくには，調査を行ってデータを収集・分析することと，問題に精通している専門家同士で議論する場を設けることが必要だと考えました。そこで，いくつかの調査を実施し，その調査によって得られたデータを材料にしながら専門家が議論する場として，「病院の言葉」委員会を設立することにしました。まず，平成19年4月に準備委員会を設け，本格的な検討のための予備的な議論と調査に着手しました。半年後の10月には「病院の言葉」委員会を正式に設立し，10月31日に第一回委員会を開催しました。

　「病院の言葉」委員会は，医師・薬剤師・看護師など医療の専門家，患者支援や医事紛争などの領域で活動している専門家，言語学・日本語学やコミュニケーションの専門家，報道機関で分かりやすい言葉を追求している専門家など，24名によって構成しました。委員全員で集まる場では，全般的な活動方針や提案の枠組みを検討することにしました。そして，提案に取り上げる言葉の選定や提案内容の作成といった実務を担当する15名からなる「実務委員会」を，委員会の内部に設けました。さらに，調査の実施や調査データの整備などを担当する七名の委員からなる「作業部会」を，実務委員会の中に置きました。

　全体で集まる会議は半年に一回程度，実務委員会は二か月に一回程度，作業部会は随時開催しました。委員が集まって議論し，資料を持ち帰って検討し，考えた結果を記入した資料を提出し，それを集約し議論のたたき台を作成し，また議論を重ねるというやり方で，検討を進めました。作業部会の検討結果は実務委員会に報告され，実務委員会の検討結果は全体の委員会に報告され，検討の成果を積み上げていきました。中間報告書やこの本をまとめる段階では，会議の頻度を増やし，集中してとりまとめに当たりました。

2．言葉の収集と絞り込み
■言葉を取り上げる観点
　検討の準備段階では，最初に，問題となる言葉を取り上げる観点を，次のように定めました。
　(1) 医療用語のうち，患者にとって重要でありながら分かりにくい言葉
　(2) 医療者が患者に理解してもらうのが難しいと感じている言葉
　(3) 医療者が患者に対して使っていながら，患者が理解していない言葉

■予備調査の実施
　このような言葉を集める方法を考えるために，関東地方と東北地方の二つの病院の協力を得て，病院で働く様々な職種の医療者と，入院患者・外来患者に対して，面接調査を実施しました。医療者に対しては，患者に伝えるのが難しいと感じた言葉やそのときのできごと，患者に理解してほしいと思う言葉やその理由を尋ねました。患者に対しては，医療者から説明を受けた言葉の中で分かりにくかったものと，そのときの具体的な状況を尋ねました。あらかじめ例として用意した20～30語のリストをもとに尋ねるとともに，自由に言葉を挙げてもらうことも行いました。
　この予備的な調査によって，調査の意図に沿った回答が多く得られるのは，医療者の場合，第一に医師，次いで看護師・薬剤師であることが分かりました。また，患者に対する調査では，全般に求める回答が得にくく，医療者から受けた説明を思い出しながら，分かりにくい言葉を挙げてもらうやり方では，多くの言葉を収集することは難しいことが分かりました。そして，総じて，人を対象に問題となる言葉を挙げてもらう方法によって網羅的な収集を行うのには限界があることも分かりました。人を対象とする調査とは別の方法を取る必要性が示唆されました。

■四つの調査
　予備調査の結果をふまえ，委員会の正式発足の後，四つの調査を順次実施す

ることにしました。まず，言葉を網羅的に集める手段として，医療媒体（雑誌・新聞・インターネット・医療用語集など）に用いられている言葉の頻度調査（①コーパス調査[1]）を行うことにしました。また，人を対象とする調査は，言葉を広く集めることを目的とする場合は，医師を対象に行うことにしました（②医師に対する問題語記述調査）。集めた言葉を絞り込んだ後，使用実態や使用意識を把握する調査を，医師と看護師・薬剤師に対して実施することにしました（③医療者に対する用語意識調査）。患者（非医療者）に対しては，絞り込んだ言葉について，認知度や理解度などを調べる調査（④非医療者に対する理解度等の調査）を行うことにしました。この調査は，現在の患者に限定せず，いずれ患者になる非医療者全般を対象とすることにしました。

これらの四つの調査と，言葉を集める観点との対応をまとめると次のようになります。実施した時期も示しました。

(1) 医療用語のうち，患者にとって重要でありながら難解な言葉
①言葉の頻度調査（コーパス調査）　平成19年10月～平成20年1月に実施
③医療者に対する用語意識調査　平成20年3月に実施
(2) 医療者が患者に理解してもらうのが難しいと感じている言葉
②医師に対する問題語記述調査　平成19年11月に実施
③医療者に対する用語意識調査　平成20年3月に実施
(3) 医療者が患者に対して使っていながら，患者が理解していない言葉
③医療者に対する用語意識調査　平成20年3月に実施
④非医療者に対する理解度等の調査　平成20年8月に実施

■言葉の絞り込み

①の調査で，膨大な医療用語の中から，今回の提案で取り上げる候補となる言葉を網羅的に収集し抽出できると考えました。また，②の調査によって，医師の体験や見識に基づいた問題のある言葉の収集ができると考えました。この

---

[1]「コーパス」とは，電子化された大量の言語資料を意味する言語学の専門用語です。コーパス調査では，言葉の使用頻度をもとに，統計処理によって言葉を収集し抽出しました。

二つの調査によって約20,000語を収集し，主として統計処理によって2,000語程度を抽出した言葉のリストを作成しました。

このリストをもとに，実務委員15名が，提案に取り上げる候補として詳しい検討を行うべきと考える言葉を選ぶ作業を行いました。その作業結果を集計し，順位付けをしたデータをもとに合議し，詳しく検討すべき言葉を100語選定しました。この100語を，③と④の調査にかけ，医療者の使用実態や用語意識と，非医療者の認知度や理解度などの観点から，定量的な分析ができるデータを取得しました。さらに，100語についての①から④の調査結果のデータを参照しつつ，一語一語を詳しく検討しました。この検討を通して，問題をとらえる類型を設定し，各類型を代表できる57語を選定し，これらの言葉を例に，具体的な言葉遣いの工夫をまとめました。

以上の流れを図式化すると，図のようになります。

```
┌──────────────┐
│  医療用語全体  │
└──────────────┘
        │ 収集
        │   ①言葉の頻度調査（コーパス調査）
        │   ②医師に対する問題語記述調査
        ▼
┌────────────────────────────────────┐
│ 提案に取り上げる候補になる可能性のある言葉 │  （20,000語余り）
└────────────────────────────────────┘
        │ 抽出
        │   ①言葉の頻度調査（コーパス調査）
        │   ②医師に対する問題語記述調査
        ▼
┌──────────────────────────┐
│ 提案に取り上げる候補になる言葉 │  （約2,000語）  言葉の選定リスト
└──────────────────────────┘
        │ 選定
        │   実務委員会による作業
        ▼
┌────────────────────────┐
│ 提案するために詳しく検討する言葉 │  （100語）   定量調査にかけた言葉
└────────────────────────┘                    一語一語詳しく検討した言葉
        │ 選定・類型の設定
        │   ③医療者に対する用語意識調査
        │   ④非医療者に対する理解度等の調査
        │   実務委員会による作業
        ▼
┌────────────────────────┐
│ 詳しい工夫例を提案する言葉 │  （57語）
└────────────────────────┘
        分かりやすい表現の提案
```

図　言葉の収集と絞り込みの手順

なお，四つの調査の方法や結果の要点は，それぞれ，「調査①」（→ p.40），「調査②」（→ p.74），「調査③」（→ p.80），「調査④」（→ p.88）の各コラムに記しましたので，参照してください。

3．一語一語の詳しい検討
■言葉の選定作業
　言葉の絞り込み作業の後半段階の「選定」と「類型の設定」においては，調査データに基づくだけでなく，実務委員会において各委員の見解を出し合う共同作業を行いました。最初の共同作業として，提案に取り上げる候補約2,000語のリストから，提案するために詳しく検討する言葉の選定を行いました。

　約2,000語のリストには，①言葉の頻度調査によって得られた難解度・重要度，②医師に対する問題語記述調査によって得られた多様なコメント，医療用語集や国語辞典での収録状況などを書き入れ，意味分野（病気や状態，身体の部位，治療や検査，薬剤など）によって配列したものとしました。このリストの全体に，実務委員全員が目を通し，一語一語について，次の三つのいずれかのマークを付ける作業を行いました。

　　◎：提案する候補として詳しく検討すべき
　　○：提案する候補として残すべき
　　×：提案する候補から除外すべき

その際，ただマークを付けるだけではなく，そう判断する理由をなるべく記入するようにしました。この作業は，平成20年1月から2月にかけて行いました。

　全員の作業の結果をまとめ，◎，○，×の数をもとに，詳しく検討すべき優先順位を付け，この順位表をたたき台にして合議し，詳しく検討する言葉100語を選定しました。100語の中を優先的に検討すべき言葉とそうでない言葉とに分けたり，100語の外側に提案の候補となり得る言葉のグループを設定したりして，検討作業が，効率的かつ柔軟に進められるように配慮しました。また，委員が記入した判断理由は，分かりやすい表現の工夫を検討する際に参照できるように整理しました。

この本ができるまで

■作業シートによる分かりやすい表現の検討作業

次に，絞り込んだ100語について，分かりやすく伝えるための具体的な表現方法を工夫しながら，その工夫を類型としてまとめる作業を行いました。一語一語についてどのような表現で言い換えたり説明を付けたりすれば分かりやすく伝えることができるのか，言い換えや説明の際に注意すべきことはどんなことかについて，丁寧に検討しながら，そうした工夫を類型化できる基本的な枠組みを作るように努めました。

この作業ではまず，平成20年3月から4月にかけ，100語について分担を決め，一語当たり四人程度が工夫の方法を作業シートに詳しく書き出していきました。こうして書き出された結果を，語別に一覧できる資料を作成しました。続いて，平成20年5月から7月にかけての会議では，この資料を見ながら，一語一語について提案する内容を合議し執筆していきました。その記述は，まずこれだけ　少し詳しく　時間をかけてじっくりと　こんな誤解がある　言葉遣いのポイント　などの雛形(ひながた)に当てはめていくようにしました。雛形は，検討した言葉の数が増えるにしたがって変更が加わっていき，最終的には，この本の「分かりやすく伝える工夫の例」のはじめに示した「凡例」(→P.1)にあるような形に整理されていきました。

このような一語一語の作業を重ねる一方で，似た問題を持つ言葉をひとまとめにして検討したり，関連する言葉を100語の外側から追加したりしました。その過程で様々な類型化を試みては，再検討を重ねました。最終的に類型が固まったのは，平成20年9月です。各類型の代表語であることが分かりやすくなるように，各語の記述内容を補正しました。

■委員会での議論

作業の過程には苦労も多く，またそれに伴う発見もいろいろとありました。もっとも苦労したのは，医療を専門とする委員と言葉を専門とする委員とで意見が分かれることが多かった点です。

例えば，提案に取り上げるべき言葉について，リストにマークを付ける作業では医療を専門とする委員は，医学の重要語や患者に正しく理解しておいては

しい言葉に◎や○を付け，言葉を専門とする委員は，難解語や患者の誤解がありそうな言葉に◎や○を付けました。大ざっぱに言えば，言葉側の委員の視点では類型Aの言葉を多く選び，医療側の委員の視点では類型Bの言葉を多く選んだということです。マークの数を集計した結果を見たとき，医療側の委員も言葉側の委員も，共に意外な感じを持ちました。医療側の委員は医療者でない一般人の意識に気づかされ，言葉側の委員は医療現場の問題意識を学ぶことになりました。双方の視点が入っていることが，この委員会の作業の特徴だと言えるでしょう。

　分かりやすく伝えるための表現を具体的に書き出す作業では，医療側の委員は，豊富な知識に裏打ちされた正確な表現で記述していきました。一方，言葉側の委員は，平易な表現に砕き，比喩や例示もふんだんに入れた表現を繰り出していきました。しかし，それらを合体すれば，正確で分かりやすい説明になるというわけではありません。委員が考えた表現をたくさん並べた資料を見ながら，ここはこの表現を採ろう，そこはあちらの表現をこう変えて使おう，などと言いながら，スクリーンに映し出したパソコンの画面で，皆で作文をしていきました。全員が満足できる表現に仕上げるのは，ことのほか難しく，作文をしながら，その言葉の概念や患者の理解の在り方について議論は白熱し，四時間の会議で，わずか二つの言葉の説明しか決められなかったこともありました。このような議論を行うことで，言葉側の委員は，その概念が医療の文脈でどのようにとらえられているかを初めて知ることができ，医療側の委員は，自らの豊富な知識のうち患者に伝えなければいけない核心がどこなのかを発見することになりました。苦労したけれども充実感も大きかった作業です。

４．中間報告の発表と意見公募
■報道発表

　以上のようにして検討した成果をまとめ，「『病院の言葉』を分かりやすくする提案（中間報告）」を，平成20年10月21日に報道発表しました。中間報告の内容は，ホームページに掲載するとともに，医療機関に報告書を送付しました。送付した主な機関は，臨床研修指定病院（病院長・看護師長・薬剤師長・研修

担当責任者），大学・短大の医療系学部および学科（学部長・学科長），日本医師会，日本薬剤師会，日本看護協会，日本医学会とその分科会などです。

平成20年12月1日まで，中間報告に対する意見公募を行いました。この意見公募は，ホームページ上の専用ページに記入してもらうか，中間報告書送付の際に同封したアンケート用紙に記入してもらうかの，二つの方式によりました。その結果，期間内に約900件の意見が寄せられました。

■アンケートの回答

アンケート形式で尋ねた回答のうち，まず，提案が参考になるかどうかについては，医療者の97％，非医療者の94％が「参考になる」と回答し，中でも「非常に参考になる」が50％を超えました。この結果から，委員会の問題意識は理解され，提案の方向は支持され，医療の場で役立ててもらえる提案になったのではないかと考えています。

次に，医療者に対して，この提案をどのように活用するかを尋ねた回答は，医療者自身が患者に接する医療場面で参考にするというものが多く，この提案が医療者による説明の指針として受け止められたと見ています。

さらに，医療者・非医療者双方に対して，この提案をよりよいものにするにはどうしたらよいかも尋ねました。図やイラストを盛り込んでほしい，コミュニケーションに関する工夫を取り上げてほしいという意見が多かったことをふまえ，この本では，中間報告書には少なかったイラストや，コミュニケーションをテーマとするコラムを大幅に追加しました。

■自由記述意見

意見公募のページやアンケート用紙の最後に自由に意見を書き込む欄を設けたところ，500件以上の書き込みがありました。その多くは，具体的で詳しく大変参考になり，また前向きなものが目立ち励みになりました。意見は多様ですが，特に大事だと考えた七種類に分類し，参考になるものの一部を，「中間報告に寄せられた意見①〜⑦」（→ p.14, p.32, p.70, p.112, p.126, p.136, p.143）のコラムとして，この本でも紹介しています。

また，中間報告で記した一語一語の個別の工夫例について，具体的な改善点を提案する意見もあり，それらの意見を受けて，この本で修正したところも少なくありません。

5．最終報告の発表と市販本の刊行
■最終報告のとりまとめ
　中間報告に対して寄せられた意見をふまえ，言葉別の記述を部分的に修正することから，最終報告のとりまとめに着手しました。提案の基本的な部分に対する異論は少なかったので，分かりやすくするための工夫の類型や具体例の雛形など，提案のおおもとになる部分は，中間報告からほとんど変更しませんでした。また，報告書全体をもう一度見直し，部分的に補正しました。さらに，中間報告に寄せられた意見とそれへの対応をまとめた章を追加しました。こうして，平成21年3月7日に最終報告を発表しました。その内容は，ホームページに掲載し，中間報告に対して意見を寄せてくれた機関や個人に，報告書を送付しました。

■市販本（本書）の編集
　最終報告書の内容をもとに，医療現場で使いやすい形に編集した市販本を刊行することにしました。本書の誕生です。多くの医療者に実際に使ってもらえる市販本を編集するには，報告書の作成とは違った作業をいろいろと行う必要が出てきました。そこで，本作りを目的とした「編集部会」を，実務委員会の中に置くことにしました。実務委員会が最終報告書の作成作業を進めたのとほぼ同じ時期である，平成20年11月から12月にかけて，編集部会を四回開催しました。編集部会では，出版社の編集者を交え，本の体裁や紙面のデザインの検討，イラストの作成，コラムの企画や執筆などを行いました。年が明け平成21年1月に，編集部会で作成したこの本のゲラを，実務委員会と全体会で検討し内容を確定し，最終報告の発表とほぼ同時に刊行の運びとなりました。

「病院の言葉」委員会設立趣意書

独立行政法人国立国語研究所
平成19年10月15日

患者が自らの医療を選ぶ時代

　現代の社会では，個人の価値観が尊重され，国民一人一人が生活に必要な情報を自ら集め，理解し，判断することが重要になってきています。これまでは，専門家の判断に任せがちであった事柄についても，自らの責任において決定することが求められる社会に変わってきています。とりわけ，病院・診療所で診療を受ける場合には，患者が病状や治療について医師や看護師など医療者から十分な説明を受け，理解し，納得したうえで自らにふさわしい医療を選択することが大切です。

患者には病院の言葉は分かりにくい

　ところが，病院や診療所に足を運んだ患者は，医療者の話す言葉の内容や，ポスターやパンフレットなどに書かれた事柄を十分に理解できないことが，しばしばあります。そこには，病気になったりけがをしたりする前には見聞きすることのなかった，なじみのない分かりにくい言葉がたくさん出てくるからです。国立国語研究所が平成16年に実施した調査では，八割を超える国民が，医師が患者に話す言葉の中に，分かりやすく言い換えたり，説明を加えたりしてほしい言葉があると回答しています。

医療者は分かりやすい言葉による説明を

　このように，医療者が使う言葉を患者が理解できない現状では，患者が十分に納得したうえで，自ら受ける医療について決定することは容易でありません。患者が的確な判断をするためには，何よりもまず専門家である医療者が，専門家でない患者に対して，分かりやすく伝える工夫をすることが必要です。医療者が分かりやすく伝えようと努力することにより，患者の理解しようとする意

欲も高まるはずです。医療の安心や安全は，医療者と患者との間で情報が共有され，互いの信頼が形成されることによって，初めて達成されるものと考えます。

分かりやすい説明の指針

この委員会では，まず，患者がどのような言葉を分かりにくいと感じ，どのような誤解をしているのか，病院・診療所で使われる言葉の問題がどこにあるのかを把握します。そして，それに基づいて，医療者が患者に説明する際に，誤解を与えず分かりやすく伝えるには，どのような言葉や表現を選べばよいのか，そのための具体的な工夫について検討し，提案します。この提案が，医療者による分かりやすい説明の指針となり，ひいては患者やその家族の的確な理解を助ける手引きとなれば幸いです。

委員一覧

委員長	＊杉戸 清樹	国立国語研究所　所長
委員	※＊有森 直子	聖路加看護大学　准教授
	伊賀 立二	日本薬剤師会　副会長（平成20年3月まで）
	生坂 政臣	千葉大学医学部附属病院総合診療部　教授
	＊稲葉 一人	中京大学法科大学院　教授（民事訴訟法・紛争解決学）
	井部 俊子	日本看護協会　副会長
	＊生出 泉太郎	宮城県薬剤師会　会長
	齋藤 宣彦	日本医学教育学会　会長
	真田 信治	大阪大学大学院　教授（社会言語学）
	＊柴田 実	ＮＨＫ放送文化研究所　主任研究員
	☆※＊関根 健一	読売新聞東京本社　用語委員会　幹事
	土屋 文人	日本薬剤師会　副会長（平成20年4月から）
	※＊徳田 安春	聖路加国際病院　聖ルカ・ライフサイエンス研究所　臨床実践研究推進センター　副センター長
	鳥飼 玖美子	立教大学大学院　教授（異文化コミュニケーション）
	※＊中山 恵利子	阪南大学国際コミュニケーション学部　教授（日本語教育）
	宝住 与一	日本医師会　副会長
	＊三浦 純一	公立岩瀬病院　医局長
	村田 幸子	福祉ジャーナリスト
☆	＊矢吹 清人	医療法人清愛会　矢吹クリニック　院長

委員一覧

☆　＊	吉山　直樹	日本プライマリ・ケア学会　理事
		新潟県立看護大学　教授　内科医
	和田　ちひろ	患者支援団体—いいなステーション　代表
＊	德重　眞光	国立国語研究所　理事
☆※＊	相澤　正夫	国立国語研究所　研究開発部門長
☆※＊	吉岡　泰夫	国立国語研究所　研究開発部門　上席研究員
☆※＊	田中　牧郎	国立国語研究所　研究開発部門　グループ長

　　　　＊は実務委員会委員
　　　　※は作業部会員
　　　　☆は編集部会員

「病院の言葉」を分かりやすくする提案　ホームページ
http://www.kokken.go.jp/byoin/

● 本書の内容は，ホームページにも掲載しています。
　（挿絵・コラムはホームページには掲載していません。）
● ホームページには，調査データの詳細や委員会の議事要旨なども掲載しています。

編集後記

　平成18年春，外来語の言い換えに続いて医療用語を分かりやすくする活動に取り組むことにしたと周囲に話すと，心配な顔をする人がたくさんいました。外来語の言い換えを行った経験はあるといっても，ひときわ専門性の高い医療の分野の言葉を，専門外の国語研究所が扱うのは危険ではないか，という反応でした。しかし，専門用語を分かりやすくするには，各分野の専門家集団にその気になってもらわないと，あまり効果がありません。分かりやすくしてほしいという国民の声が大きい医療の分野を対象に，その分野の専門家と一緒に分かりやすい言葉遣いについて真剣に考えてみたいという思いが強くありました。

　縁のあった医療者の方々に，この活動への協力をお願いしていったところ，医療者の中にも，同じような問題意識を持っている人が少なくないことが分かりました。それは，最近はとにかく患者に説明するようになったけれども，患者に分かってもらえる説明をするのは難しいという問題意識です。医療用語が難しいことは，患者だけでなく，医療者にとっても困った問題であったのです。

　こうして，一般国民の声と医療者の問題意識が合致し，明確な目的のもと，「病院の言葉」委員会を設立する準備を開始しました。しかし，この目的を実現するための方法は簡単には見つかりませんでした。試行錯誤を続けている段階で，二つの幸運にめぐまれました。第一の幸運は，平成18年夏から文部科学省のプロジェクト「日本語コーパス」に参加できたことです。現代日本語を集約した大量の言語資料（コーパス）を整備し，これを用いた統計処理を行うことで，膨大な医療用語から一定の方針で問題の言葉を抽出することができるようになったのです。この方法によって，取り上げる言葉の候補を絞り込み，そこから検討を出発させることができました。第二の幸運は，インターネットで

編集後記

医療情報を提供する会社を設立した医師・平憲二さんの調査技術に出会い,多くの医師の体験を幅広く集める調査が実施できたことです。これによって,現場の医師が患者とのコミュニケーションに苦心している実態をとらえた豊富なデータに基づいて,問題の整理に着手することができました。これら言語学と医療現場という二つの領域での調査手法の技術革新が,この活動を推進する動力になりました。

　調査によって得られた大量のデータを,委員会で議論するための資料に整えるには,人手をかけて作り込んでいく手間を惜しむわけにはいきません。この仕事を担ってくれたのが,国立国語研究所の金愛蘭さんと,桐生りかさん,それから多くのアルバイターの方々です。いつも迅速・精密に仕事をこなし,委員会の活動を陰で支えてくれました。調査データに基づいた検討が進む段階で,多くのマスコミを通して報道されたことも,活動の励みになりました。朝夕刊の一面に取り上げられたり,テレビ番組の特集で扱われたり,中間報告の発表前から,多くの人々に関心を持ってもらうことで,緊張感と高揚感を持続させながら活動を進めることができました。平成20年10月に中間報告を発表した際も,マスコミに大きく報道され,意見公募に寄せられた意見も900件に上りました。広い範囲からの励ましの声に勢いを得て,平成21年3月の最終報告と本書の刊行の段階に進むことができました。

　委員の役割は会議で意見を言うだけではありませんでした。資料をもとに考えたことを書いていく作業を何度も繰り返しました。特に,実務委員会,作業部会,編集部会の委員の作業は大変でした。その苦労の一端は「この本ができるまで」の章でも紹介しましたが,活動の初期から本書の刊行までを通じて,特に多大な御尽力をくださった三人の委員のお名前を記しておきたいと思います。関根健一さんは,「外来語」言い換え提案のときからずっと頼りにしている方で,今回の「病院の言葉」の活動でも,企画・調査・分析・執筆・刊行とすべての段階で,いつも親身で的確な助言をくださいました。矢吹清人医師・吉山直樹医師のお二人には,医学的な正確さを保ちながらだれにでも分かる表

現を工夫する，本書の核心にあたる部分の作業に骨を折っていただきました。私から何度再検討をお願いしたか分かりませんが，いつも快く応じてくださいました。

　この本の形に整え出版するに際しては，勁草書房の三好正隆さん・橋本晶子さん・関戸詳子さんにお世話になりました。また，本の帯にメッセージを寄せてくださった聖路加国際病院の日野原重明理事長にも感謝申し上げます。

　平成21年3月

国立国語研究所「病院の言葉」委員会
作業部会長　田中牧郎

索 引

「*」を付けた言葉は，詳しく取り上げた57語です。

あ 行

悪性　xxii, 101
*悪性腫瘍（あくせいしゅよう）　72, 100
アナフィラキシーショック　163
アレルギー　56, 69, 125
安楽死　130
*イレウス　xxii, 8
インスリン　50, 134
院内感染　44
*インフォームドコンセント
　　　xxii, 116, 155, 161, 170, 175, 183
インフルエンザ　54
*ウイルス　30, 52, 56, 124
*うっ血　102
うっ血性心不全　103
*うつ病　108
*エビデンス　10, 155
嚥下（えんげ）　17
*炎症　xvi, xxiii, 56, 64, 68, 82, 128
延命処置　131
*黄だん　110, 118

か 行

介護療養型医療施設　60
介護療養型老人保健施設　60
介護老人福祉施設　60
*介護老人保健施設　60
*ガイドライン　178
*潰瘍（かいよう）　64
*化学療法　114
確定診断　27
*合併症　135, 158
がん　xxii, 100
肝炎　110, 119, 126
*寛解（かんかい）　12
*肝硬変　110, 118
肝不全　79
*緩和ケア　188
既往症　122
*既往歴　122
狭心症　139
偶発症　161
*クリニカルパス　155, 182
*グループホーム　66

ケアハウス　66
ケアホーム　66
外科療法　114
結合組織　70
血栓　140
血糖　50, 136
原因療法　86
検査併発症　159
減弱（げんじゃく）　18
抗がん剤　xxii, 116, 147
抗原　69, 124
*膠原病（こうげんびょう）　57, 68
高脂血症　94, 140
抗生剤　30, 44, 52
*抗体　124
*誤嚥（ごえん）　16, 19, 155
誤嚥性肺炎　17
呼吸不全　79
姑息（こそく）的療法　88
根治（こんじ）療法　87

さ 行

細菌　30, 52, 56, 124
細胞診　26
細胞診断　26
座薬　154
自己注射　51
自己免疫疾患　70
脂質異常症　94, 140
集学的治療　116
充血　102
*重篤（じゅうとく）　18
手術併発症　159
出血性ショック　163
*腫瘍（しゅよう）　xvi, xxiii, 72, 100
*腫瘍マーカー　76
食道静脈瘤（りゅう）破裂　120
植物状態　144
*ショック　162
*心筋梗塞（しんきんこうそく）　94, 139
*浸潤（しんじゅん）　20, 72
浸潤影　21
心不全　79
*腎不全（じんふぜん）　78
*ステロイド　xxii, 82, 147

233

索 引

＊生検　24
＊セカンドオピニオン　174
　赤血球　110, 166
＊ぜん息　128
　ぜん鳴　129
＊せん妄　28
　増悪（ぞうあく）　14
　続発症　161
　組織診断　26
＊尊厳死　130

た 行

　ターミナルケア　193
＊対症療法　86
＊耐性　30
　耐性ウイルス　32
　耐性菌　31
　胆嚢（たんのう）ポリープ　154
＊治験　132
　治癒（ちゆ）　13
　腸捻転（ちょうねんてん）　9
　腸閉塞（ちょうへいそく）　8, 159
　鉄欠乏性貧血　165
　転移　21, 72
＊糖尿病　50, 94, 134, 147, 154, 158
＊動脈硬化　xx, xxiii, 138, 158
＊頓服（とんぷく）　90

な 行

　肉腫（にくしゅ）　100
　日射病　142
　尿糖　136
　認知症　29
　認知症対応型共同生活介護　67
　熱射病　142
＊熱中症　142
　脳梗塞（のうこうそく）　94, 140, 158
＊脳死　144
　脳腫瘍（のうしゅよう）　74, 154
　脳貧血　165
　ノロウイルス　53

は 行

　肺気腫（はいきしゅ）　39

＊敗血症　92
　白血球　57
　病診連携　195
　病理　xvi, xxii, 26
　病理検査　26
　病理診断　26
　日和見感染　45
　糜爛（びらん）　64
　頻回（ひんかい）　18
＊貧血　xxiii, 164
＊副作用　83, 116, 146
　腹水　120
　副反応　148
＊プライマリーケア　194
　併発症　159
　放射線療法　114
　ホスピス　193
＊ポリープ　150

ま 行

　慢性気管支炎　40
　慢性腎不全（じんふぜん）　79
＊メタボリックシンドローム　94
　免疫　69, 82, 125

や 行

　有害事象　146
＊予後　34

ら 行

　臨床試験　133

A–Z 行

＊ADL　36
＊COPD　xxii, 38
　CT　201
　EBM　11
＊MRI　200
＊MRSA　31, 42
＊PET　204
＊QOL　84, 87, 177, 186

病院の言葉を分かりやすく ─工夫の提案─
2009年3月15日　第1版第1刷発行
2020年11月20日　第1版第6刷発行

編著者　国立国語研究所
　　　　「病院の言葉」委員会

発行者　井　村　寿　人

発行所　株式会社　勁　草　書　房
112-0005　東京都文京区水道2-1-1　振替　00150-2-175253
（編集）電話　03-3815-5277／FAX　03-3814-6968
（営業）電話　03-3814-6861／FAX　03-3814-6854
本文組版　プログレス・理想社・中永製本

©KOKURITSUKOKUGOKENKYUUSHO byouinnokotobaiinkai　2020
（平20-12）
ISBN978-4-326-70062-2　Printed in Japan

JCOPY　〈出版者著作権管理機構　委託出版物〉
本書の無断複写は著作権法上での例外を除き禁じられています。
複写される場合は、そのつど事前に、出版者著作権管理機構（電話 03-5244-5088, FAX 03-5244-5089, e-mail: info@jcopy.or.jp）の許諾を得てください。

＊落丁本・乱丁本はお取替いたします。
　　　　　　　https://www.keisoshobo.co.jp